Basische Ernährung für Anfänger

Gesünder leben durch die basische Ernährung. Für ein neues Wohlbefinden durch eine geregelte Säure-Basen-Balance. Inklusive vieler Rezepte zum nachmachen.

Anna Dolling

Inhaltsverzeichnis

Vorwort

Der menschliche Körper funktioniert nur dann einwandfrei, wenn er im Gleichgewicht ist. Seine Balance hat der Körper bei einem ausgeglichenen Säure-Basen-Haushalt. In der heutigen Zeit ist dieses Gleichgewicht bei den meisten Menschen gestört. Sie sind übersäuert. Dies liegt hauptsächlich an unserer Ernährungsweise, die sich von gesunder Ernährung oft drastisch unterscheidet. Für viele Berufstätige ist das nächste Fast-Food-Restaurant das, was in der Nähe seines Arbeitgebers liegt. Auch Schüler nutzen diese Restaurants vermehrt. Andere Menschen kochen für einige Tage vor, nehmen das Essen mit zum Arbeitsplatz und können ihre selbst gekochte Mahlzeit essen. Ob diese Mahlzeit gesund ist, hängt von den Zutaten ab. Wurst, Fleisch und Fisch sind immer noch die Nahrungsmittel, die wir – zugegeben auch ich – am häufigsten essen.

Die Folgen sind Erkrankungen, die sich nicht nur akut äußern, sondern chronisch werden können. Diese Krankheiten fallen unter dem von Medizinern gerne verwendeten Begriff "Zivilisationskrankheiten". Es gibt viele Beispiele für chronische Erkrankungen, bei denen das Gleichgewicht des Säure-Basen-Haushalts gestört ist und die unter den Begriff Zivilisationskrankheiten fallen. Doch darüber informieren wir Sie in einem separaten Abschnitt.

Unser kleiner Ratgeber gibt Ihnen einen Überblick über die Lebensmittel, die das Säure-Basen-Verhältnis im Körper stören sowie über die Nahrungsmittel, die zu einer gesunden Ernährung gehören, den Säure-Basen-Haushalt wieder ins Gleichgewicht bringen und ihn in Balance halten. Des Weiteren erhalten Sie von uns in diesem Ratgeber eine Starthilfe, die Ihnen am Anfang der basischen Ernährung gute Dienste leisten soll. Im Abschnitt vor der Zusammenfassung halten wir noch einige Rezepte für Sie bereit, die nicht nur für eine gesunde Ernährung stehen, sondern auch die Säure in Ihrem Körper ausgleichen und das Säure-Basen-Verhältnis wieder ins Gleichgewicht bringen können. Doch bevor wir uns der basischen Ernährung widmen, informieren wir Sie über den Säure-Basen-Haushalt, was sein Ungleichgewicht verursachen kann, welche Folgen eine Übersäuerung haben kann und wie Sie das Gleichgewicht von Säure und Basen wieder in die Balance bringen können.

1. Einblick in die Geschichte

Dass ein Ungleichverhältnis des Säure-Basen-Haushalts Ursache für verschiedene Krankheiten ist, stellte erstmals Francis de la Boe Sylvius im 17. Jahrhundert fest. Er bezog sich zu seiner Zeit auf seine Analyse der Körpersäfte. Aus diesem Grund gab er seine Empfehlung, die Erkrankten mit Laugen oder Säuren zu behandeln, weiter.

Franz Xaver Mayr und Howard Hay griffen zu Beginn des 20. Jahrhunderts die Theorie von de la Boe Sylvius auf. Der Ausspruch von Mayr, dass Säure das Gift für die Zellen ist, hat auch heute noch Gültigkeit.

Ragnar Berg, Biochemiker aus Schweden, machte diese Theorie bekannt. Er ermittelte den Säure-Basen-Gehalt von Nahrungsmitteln, indem er diese verbrannte und die Asche analysierte. Berg setzte Säure und Basen mit Elektrolyten gleich. Basen mit Kationen und Säuren mit Anionen. Die Werte wurden im Harn gemessen, wobei Berg die verschiedenen Werte von Menschen, die überwiegend fleischliche und pflanzliche Kost zu sich nahmen, als Basis nahm. Für Berg stand damit fest, dass ein Überschuss an Säure im menschlichen Körper zu Diabetes und auch zum Tod führen kann.

Bircher-Benner griff die Theorie von Ragnar Berg auf. Er vertrat die Meinung, dass der Organismus eines Menschen aufgrund des Säureüberschusses im Körper zum Tod führen kann. Er bezog sich auf Azidose, eine Erkrankung, die heute, wenn sie erkannt wird, gut behandelbar ist.

Der US-amerikanische Arzt Alfred McCann schrieb ein Buch über seine Theorie bezüglich der Übersäuerung im Körper, das 1927 unter dem Titel "Kultursiechtum und Säuretod" in

Deutschland erschien. McCann vertrat die Meinung, dass jede Fleischdiät Säure im Blut abgibt. Damit wird auch das Immunsystem geschädigt, denn nur ein Körperorgan, das vom Blut mit normalem pH-Wert die notwendigen Nähr- und Aufbaustoffe bekommt, kann auch funktionieren. Dr. McCann ging sogar noch weiter. Für ihn sind Menschen, die Fleisch essen, die Mörder ihrer Nieren, weil die Nieren von den Säuren hauptsächlich betroffen sind, denn über die Nieren werden Säuren und Schlacken ausgeschieden.

Wissenschaftlich ist die Theorie der Übersäuerung weder belegt noch haltbar. Richtig ist, dass unser Körper verschiedene Puffersysteme zur Verfügung hat, die ständig den Säure-Basen-Haushalt regulieren. Es werden zwar viele Krankheiten dem Ungleichgewicht von Säuren und Basen zugeschrieben, doch ob es tatsächlich einen Zusammenhang für das Entstehen von Erkrankungen und Übersäuerung gibt, ist bislang wissenschaftlich nicht abschließend und eindeutig geklärt. Es spricht jedoch viel dafür, dass ein aus der Balance geratener Säure-Basen-Spiegel die Ursache ist oder diese Erkrankungen auslöst und fördert.

2. Der Säure-Basen-Haushalt

Gemessen wird der pH-Wert einerseits im Blut, das durch die Arterien (Schlagadern) läuft. Es gibt in den Apotheken Teststreifen, die ebenfalls den Säuregehalt im Körper bestimmen können. Der Wert wird durch den ersten Morgenurin gemessen. Der normale pH-Wert liegt bei 7.4, wobei dieser auch 0.04 unter- oder überschreiten darf. Ein pH-Wert von 7 ist als neutraler Wert anzusehen, es gibt bei diesem Wert also weder eine Unter- noch Übersäuerung. Ausnahmen bilden Magen, Dickdarm und Scheide; diese Organe sind von Natur aus etwas sauer.

Für die Funktionen des Körpers ist es extrem wichtig, dass der pH-Wert im Normalbereich ist. Sobald dieser sich stark erhöht und reduziert, kann der Stoffwechsel entgleisen. Dies erhöht das Risiko für Leib und Leben, denn überall im Körper, seinen Organen und Zellen, im Blut und in den Knochen fallen immer und zu jeder Zeit basische Verbindungen und Säuren an.

Wir müssen uns die Blutbahnen des Körpers wie Autobahnen vorstellen, deren "Ausfahrten" zu den verschiedenen Organen, Zellen und Gewebe führen. Das Blut zirkuliert im Körper und bringt Sauerstoff und andere wichtige Elemente, aber auch schädliche Elemente zu den einzelnen Zielorten. Im Grunde werden die Elemente zur Zelle hin transportiert und die Abfallprodukte von der Zelle weg transportiert. Der Blutkreislauf im menschlichen Körper ist sehr sensibel. Durch diesen erreichen Sauerstoff, Nähr- und Aufbaustoffe die einzelnen Organe, Zellen und das Gewebe. Das Blut transportiert aber auch Abfallstoffe, in denen Säuren, deren Abfallprodukte sowie basische Verbindungen, enthalten sind. Diese Stoffe können den pH-Wert positiv oder negativ, je nachdem was transportiert wird, beeinflussen. Der Körper und seine Organe sind also ständig der Bedrohung ausgesetzt, dass zu viel oder zu wenig Säure im Körper ist und der pH-Wert dadurch zum ungesunden Wert verändert wird.

Unser Körper ist ein Wunderwerk, denn er hat die Fähigkeit, sich selbst zu regulieren. Doch er kann nur im Rahmen seiner Fähigkeiten die Säure-Basen-Balance aufrechterhalten. Das liegt an den Elementen, die das Blut ausmachen. Diese sind Blutfarbstoff, Blutphosphate, Bikarbonate und Bluteiweiß. Was die meisten Menschen nicht wissen ist, dass das Blut auch Kohlensäure enthält und diese spielt eine ganz besondere Rolle. Mit seinen Bestandteilen ist das Blut ein Puffersystem, das dafür sorgt, dass der Säure-Basen-Haushalt im Gleichgewicht bleibt. Doch die Reste von Säure und Basen müssen irgendwie aus dem Blut und damit auch aus dem Körper verschwinden. Der Ausscheidungsprozess erfolgt über Leber, Nieren und Lungen.

Die Leber greift in den Säure-Basen-Haushalt durch die Harnstoffsynthese, die aus stickstoffhaltigen Abfällen besteht, ein. Sie verbraucht dabei Bikarbonationen, die wichtige Elemente für die Basizität der körperlichen Organe sind. Die Nieren haben im Körper viele Funktionen und sie leisten ihre Beiträge. Wasserstoffionen und deren Träger werden durch die Nieren ausgeschieden. Auch die Lungen scheiden aus, nämlich Kohlensäure, die beim Stoffwechsel anfällt. In den Lungen wird die Kohlensäure umgewandelt in Kohlendioxingas; dieses Gas atmen wir ständig aus.

Störungen der Balance

Das Gleichgewicht des Säure-Basen-Haushaltes wird durch Übersäuerung (Azidose) oder zu hohen basischen Elementen (Alkalose) gestört. Der normale pH-Wert liegt bei 7.4 + / - 0.04.

Bei einer Übersäuerung ist, wie der Name schon sagt, zu viel Säure im Körper. Die körpereigene Regulation kann diese nicht mehr in den Griff bekommen; das Puffersystem versagt im Wesentlichen. Dieses Versagen beeinflusst den pH-Wert im Blut, das durch die Arterien fließt. Wenn dieser Wert unter dem gesunden Wert von 7.4 (+ / - 0.04) liegt, ist er zu niedrig.

Bei Alkalose ist dies genau umgekehrt. Hier liegt der pH-Wert über 7.44 (+ / - 0.04). Es sind also zu viele basische Substanzen im Körper, eine Menge, welche der Körper nicht mehr selbst regulieren kann. Eine andere Ursache wäre, dass die körpereigene Regulation im Wesentlichen versagt.

Seinen pH-Wert kann jeder selbst messen. In Apotheken gibt es Teststreifen, die man beim ersten Morgenurin benutzen sollte. Liegt der pH-Wert zwischen 7.35 und 7.5, ist alles im grünen Bereich. Ist der pH-Wert kleiner als 6.5, wird es Zeit, die Ernährung umzustellen. Bei einem Wert, der unter 5 liegt, ist umgehend ein Mediziner aufzusuchen.

Der pH-Wert

Wir haben so viel über den pH-Wert gesprochen, nun wollen wir Sie darüber informieren, was der pH-Wert ist, wann er bestimmt wird und welche Unterschiede es gibt, wenn der pH-Wert im Blut und im Urin gemessen wird.

Der pH-Wert ist die Definition darüber, wie hoch die Menge der positiv geladenen Wasserstoffionen in einer Flüssigkeit ist. Mit dem pH-Wert wird der Säuregehalt einer Flüssigkeit festgestellt.

Für die menschliche Gesundheit ist es wichtig, dass der pH-Wert im neutralen Bereich angesiedelt ist und auch dort bleibt. Das bedeutendste Puffersystem des Körpers ist das Bikarbonatsystem. In diesem System wird die Balance von Säure und Basen im Körper durch Bikarbonat und Kohlendioxid reguliert. Ist zu viel Säure im Körper, nimmt Bikarbonat, das negativ geladen ist, die Säureteilchen auf. Diese Teilchen atmen mir als Kohlendioxid aus.

Die Bestimmung des pH-Wertes im Blut ist Sache des Arztes. Dieser nimmt seinem Patienten Blut ab und lässt es in einem renommierten Labor untersuchen. Der pH-Wert bei gesunden Menschen hat im Blut einen Wert von 7.37 bis 7.44, gemessen bei Erwachsenen und Kindern. Bei Neugeborenen ist der Wert mit 7.2 bis 7.38 niedriger. Auch im Magen kann der pH-Wert gemessen werden. Hier liegt der normale Wert bei 2.0, im Speichel liegt er zwischen 7.0 und 7.1.

Wenn Sie die Teststreifen aus Ihrer Apotheke verwenden, geben diese einen Normalwert an, der zwischen 4.5 und 8.0 liegt. Liegt der von Ihnen gemessener Wert unter 4.5 oder über 8.0, sollten Sie Ihrer Gesundheit und eigenen Sicherheit zuliebe einen Arzt aufsuchen. Sie können die medizinischen Maßnahmen mit einer basischen Ernährungsweise effektiv unterstützen.

<u>Krankheiten, welche einer Über- und Untersäuerung zugeschrieben werden.</u>
Für welche Erkrankungen, für die zu hohe und zu niedrige ph-Werte, was gleichbedeutend mit einer Unter- und Übersäuerung ist, die Ursache sind, darüber informieren wir Sie nachstehend.

Alkalose

Bei Alkalose werden drei Formen unterschieden:

Alimentäre Alkalose: Diese Form kann entstehen, wenn die Person zu viel Basenpulver, Basentabletten, Kalium, Bikarbonat und Zitrat einnimmt. Sie hält sich also nicht an die empfohlene Dosierung, die auf dem Merkzettel des Produkts steht oder an die Anweisung des Arztes. Wie überall gilt auch hier: Zu viel ist ungesund!

Metabolische Alkalose: Die Ursache für diese Form kann darin liegen, wenn sich die Person häufig erbrechen muss. Dadurch entsteht ein Säureverlust. Auch bei Kaliummangel und andere hormonale Einflüsse kann metabolische Alkalose entstehen. Eine weitere Ursache ist, wenn sich im Blut zu viel Laktat, Zitrat oder Bikarbonat befindet.

Respiratorische Alkalose: Bei dieser Form ist im Blut zu wenig Kohlensäure. Dadurch kann eine Hyperventilation hervorgerufen werden, dies bedeutet, der Mensch atmet beschleunigt oder zu schnell. Aber auch bei Anämie und Lungenerkrankungen sowie durch Höhenatmung, aber auch aufgrund anderer Ursachen, kann die respiratorische Alkalose entstehen.

Azidose

Azidose bedeutet eine Übersäuerung des Blutes. Erkennbar ist Azidose durch den pH-Wert im Blut, das durch die Arterien fließt. Die Auswirkungen sind enorm, sie betreffen hauptsächlich den Stoffwechsel im Gewebe und in den Zellen. Kein Organ funktioniert wie im Normalbereich üblich, notwendige und nützliche chemische Reaktionen werden unterdrückt, schädliche Reaktionen gefördert. Azidose kann akut sein, aber auch chronisch werden. Festgestellt wird Azidose bei der Blutuntersuchung. Liegt der pH-Wert unter 7.4 (+ / - 0.04) liegt Blutazidose vor.

Wird dieser niedrige pH-Wert im Gewebe festgestellt, wird Gewebe- oder Gewebsazidose diagnostiziert.

Wie bei Alkalose gibt es auch bei Azidose drei verschiedene Formen:

Alimentäre chronische Azidose: Diese Form der Azidose entsteht in der Regel durch eine ungesunde Ernährungsweise, die schon langfristig Bestand hat.

Metabolische Azidose: Die Ursache für diese Form sind Störungen des Stoffwechsels, entstanden durch Übersäuerung des Körpers. Auch Diabetes kann die Ursache für metabolische Azidose sein, wenn der Blutzucker außer Kontrolle gerät, entweder zu hoch oder zu niedrig ist. Daneben sind Erkrankungen von Leber und Nieren ebenfalls ursächlich für metabolische Azidose.

Respiratorische Azidose: Bei dieser Form sind Atmungsstörungen die Ursache, beispielsweise durch Erkrankungen der Lunge oder anderer Organe. Diese Atmungsstörungen erhöhen im Blut das Gehalt von Kohlendioxid, dadurch entsteht Kohlensäure, die für die Übersäuerung des Körpers ebenfalls eine Ursache ist.

3. Warum die Balance so wichtig ist

Unser Körper ist vergleichbar mit einem Schweizer Uhrwerk. In einem Uhrwerk gibt es Zahnräder in verschiedenen Größen. Sind diese im richtigen Verhältnis, greifen sie ineinander und stellen die Funktionsfähigkeit der Uhr sicher. Ähnlich ist es auch mit unserem Körper, wenn alle Werte stimmen, laufen die vielen unterschiedlichen chemischen Prozesse, insbesondere die Stoffwechselprozesse auch problemlos ab. Die optimale Voraussetzung dafür ist die Balance beim Säure-Basen-Haushalt. Hier geht es nicht nur um gut und schlecht, wobei gut für Basen und schlecht für Säuren steht. Für den menschlichen Körper sind Basen und Säuren gleichermaßen wichtig. Von viel größerer Bedeutung ist das Verhältnis von Basen und Säuren. Dies hat große Bedeutung, denn wenn dies stimmig ist, hat man einen ausgeglichenen Säure-Basen-Haushalt ohne Unter- und Übersäuerung.

Kommt es zu einer dieser beiden Störungen, hat dies gravierende gesundheitliche Folgen. Wichtige Organe, Zellen sowie das Gewebe können durch das Blut nicht mehr in ausreichender Menge versorgt werden, was wiederum die Wirkung von Hormonen und Enzymen einschränkt. Auch verändert sich bei den Zellmembranen die Durchlässigkeit und die Verteilung der Elektrolyten gerät ganz aus dem Ruder. Daneben führt eine Übersäuerung des Körpers direkt zu einem Mangel an Mineralstoffen, weil das Blut die Organe nicht mehr mit Mineralstoffen versorgen kann. Dasselbe gilt auch für die Versorgung von Nähr- und Aufbaustoffen sowie Vitaminen.

Gleichzeitig legt der Körper Depots an, in denen er Fettzellen speichert. Diese Fettdepots zeigen sich zwar unschön als Fettpölsterchen, sind aber für den Körper wichtig. Für Säuren, Schlacken und andere Abfallstoffe des Körpers bilden Fette eine hervorragende Ablagemöglichkeit. Dadurch werden durch die Fette dieser Depots die lebenswichtigen Organe des Körpers vor diesen Säuren und ihren Abfallprodukten geschützt.

Eine Übersäuerung des Körpers ist für weitere gesundheitliche Risiken die Ursache. Ein übersäuerter Körper kann sich gegen Bakterien und andere schädliche Mikroorganismen nicht zur Wehr setzen. Es sieht fast danach aus, dass die Übersäuerung Ihres Körpers für schädliche Mikroorganismen die Tür zu Ihrem Körper ganz weit öffnet. Für Pilze, Bakterien und Viren sowie andere "böse" Mikroorganismen sind ein saures Milieu, aber auch ein Umfeld, das fehlerhaft ist, der perfekte Nährboden.

Naturmediziner gehen davon aus, dass in Deutschland fast drei Viertel der Menschen einen übersäuerten Körper haben. Dies ist viel, wenn man bedenkt, welche Folgen ein übersäuerter Körper für die Gesundheit mit sich bringt.

Nur wenn der pH-Wert des Blutes im normalen Bereich (7.4 + / - 0.04) liegt, ist die Balance im Körper vorhanden. Störungen des Gleichgewichts des Säure-Basen-Haushalts sind für viele Erkrankungen die Ursache.

Krankheiten im Überblick

Das Ungleichgewicht des Säure-Basen-Haushaltes hat gesundheitliche Folgen, wenn das Gleichgewicht nicht wieder hergestellt wird. Viele unserer Zivilisationskrankheiten sind auf ein Ungleichgewicht von Säure und Basen zurückzuführen. Es ist nicht wahrscheinlich, dass eine Übersäuerung des Körpers zum Tod führt, doch es kann zu Schäden an den Organen kommen. Hier ein kurzer Überblick.

Chronische Erkrankungen können die Folgen von einer Übersäuerung des Körpers sein. Arthrose, Gicht, rheumatische Erkrankungen, Osteoporose und Neurodermitis sowie verschiedene Entzündungsprozesse sind Beispiele dafür, was eine Übersäuerung im Körper anrichten kann. Dies sind nur einige wenige Beispiele für Erkrankungen, deren Ursache das Ungleichgewicht von Säure und Basen ist. Auch chronische Müdigkeit, Parodontose, Kopfschmerzen, Schlafstörungen, Muskelschmerzen sowie Herzrhythmusstörungen und viele Allergien sowie Krebs werden einem nicht ausgeglichenen Säure-Basen-Haushalt zugeschrieben. Ebenfalls der Ungleichheit des Säure-Basen-Haushalts wird Arteriosklerose, also Arterienverkalkung, zugeschrieben, deren Folge ein hoher Blutdruck ist. Säuren lagern sich überall im Körper ab, beispielsweise in den Augen, wo sie die Sehstärke negativ beeinflussen. Gelangen Säuren in den Haarboden, fallen die Haare aus. Säuren sind auch für Gallensteine, Blasen- und Nierensteine verantwortlich.

Unbehandelt sind viele dieser Erkrankungen gefährlich für Leib und Leben. Die Gefahr für Leib und Leben besteht nicht allein durch die Übersäuerung, sondern vielmehr durch die Folgen, die einem übersäuerten Körper zugeschrieben werden.

Krankheiten durch Übersäuerung

- Blutazidose ist die schwerste Form von Azidose. Bei Blutazidose ist die Übersäuerung des Körpers im Blut messbar. Die Erkrankung entsteht meist als Folgeerscheinung nach operativen Eingriffen und kommt in der Regel in akuter Form vor. Aber auch Grunderkrankungen wie Nierenversagen und Diabetes können ebenfalls ursächlich für Blutazidose sein. Der Körper der Person, die an Blutazidose erkrankt, hat seine Möglichkeiten für die Selbstheilung ausgeschöpft und muss erkennen, dass sein Puffersystem versagt hat. Diese Krankheit kann der Mediziner erst dann feststellen, wenn im arteriellen Blut der pH-Wert weit unter 7.4 (+ / - 0.04) liegt.

Doch zu diesem Zeitpunkt ist die Blutazidose bereits vorhanden und fortgeschritten.

Die Behandlung verläuft, sofern die Erkrankung diagnostiziert ist, erfolgreich.

- Gewebsazidose ist eine meist chronische Erkrankung. Die Ursache ist in der Regel eine falsche Ernährung. Doch auch bestehende Erkrankungen von Organen, insbesondere der Bauchspeicheldrüse sowie durch eine falsch verstandene Diät sind ursächlich für chronische Gewebsazidose.

Gewebsazidose ist eine Form der alimentären chronischen Übersäuerung des Körpers. Im Gegensatz zur Blutazidose tritt Gewebsazidose nicht in akuter Form auf. Damit sich diese Erkrankung entwickeln kann, braucht es Monate, oft sogar Jahre. Es ist die häufigste Form von Azidose, doch die Mediziner erkennen sie meist nicht.

Die Ursachen für Gewebsazidose liegen in unserer Lebensführung, insbesondere in unserer Ernährungsweise. Seit der Industrialisierung essen die Menschen Lebensmittel, die einen hohen Anteil an Säuren haben. Dies liegt auch daran, dass Lebensmittel chemisch haltbar gemacht werden, beispielsweise in Dosen. Die Lebensmittel, welche für die Neutralisierung der Säuren im Körper eine wichtige Rolle spielen, haben nur einen geringen Anteil in der aktuellen Ernährungsweise. Dies liegt insbesondere an der Konservierung der Lebensmittel, bei der Mineralien, Salze und Vitamine zerstört werden.

Ausschlaggebend für Gewebsazidose ist, dass sich in den Zellen und den Zwischenräumen im Gewebe die überschüssigen Säuren ablagern. Dadurch, dass Säuren im

Körper keine "natürlichen Feinde" mehr haben, bleiben sie im Körper erhalten. Lungen, Schweißdrüsen, Nieren und Leber arbeiten wie wild, können die überschüssigen Säuren jedoch nicht vollständig beseitigen. Die Ausscheidungsorgane haben die Grenze ihrer Kapazität erreicht. Die Folge ist, dass die Abläufe der Stoffwechsel aus dem Ruder geraten. Die Zellen und das Gewebe werden stark beschädigt; Funktionsstörungen sind die Folge. Hier haben die Ärzte keine Chance mehr, den Körper wieder auf Vordermann zu bringen. Sie können nur die Symptome, nicht aber die Ursache behandeln.

Ursachen

Mediziner begründen die Folgen einer fehlenden Balance zwischen Säure und Basen im Körper damit, dass überwiegend im Bindegewebe die überschüssigen Säuren gespeichert werden. Diese Säuren binden die basischen Elemente, beispielsweise aus den Knochen, an sich. Es bilden sich Salze, die zur Verarmung des Knochengewebes führen. Diese Salze bleiben nicht nur bei den basischen Elementen, sondern lagern sich mit den Säuren im Gewerbe und den Zellen ab. Dies ist insbesondere beim Bindegewebe der körperlichen Organe der Fall.

In der Regel reguliert der Körper das Säure-Basen-Verhältnis selbstständig. Über die Nieren wird überschüssige Säure ausgeschieden, Kohlendioxid scheidet der Körper über die Lungen aus. Wir dürfen nicht vergessen, dass auch ausgeschiedener Kot und Schweiß Säuren enthalten. Und auch die Leber trägt ihren Teil dazu bei, überschüssige Säuren zu eliminieren.

Bei gesunden Menschen treten Über- und Untersäuerung des Körpers nur kurzfristig auf. Hält die Azidose jedoch langfristig an, kann sich der Körper nicht mehr selbst helfen. Es treten

Stoffwechselerkrankungen wie beispielsweise Diabetes mellitus auf. Auch die Nieren funktionieren nicht mehr korrekt. Bei einer konstanten Übersäuerung des Körpers baut dieser Kalzium aus den Knochen ab, um den Überschuss an Säuren auszugleichen. Dieser Knochenabbau fördert Osteoporose, eine Erkrankung, bei der die Knochen schwer geschädigt werden. Aufgrund des Kalziummangels werden die Knochen brüchig, es entstehen die sogenannten Glasknochen, die schnell brechen. Diese Brüche können auch medizinisch nicht mehr "repariert" werden; die Knochen wachsen nicht mehr zusammen und der Bruch bleibt erhalten.

4. Übersäuerung ausgleichen

Ist der Körper übersäuert, hilft nur noch eines: Die Ernährung so schnell als möglich umzustellen. Damit Sie Ihren Säure-Basen-Haushalt wieder auf den gesunden und normalen Level bringen, ist die basische Ernährung eine große Hilfe.

Gerade in der Vorweihnachtszeit können wir leckeren Plätzchen, Süßigkeiten und deftigen Gerichten nicht widerstehen. Auch die vielen Weihnachtsfeiern, bei denen es "schweres" Essen und alkoholische Getränke gibt, sind für viele Menschen ein Muss. Und auch sonst kommen viel zu oft Käse, Backwaren, Fleisch und Wurst auf den Tisch. Für unseren Stoffwechsel ist das Schwerstarbeit, denn diese Nahrungsmittel enthalten viel Säure und können unseren Körper übersäuern.

Die Menschen, die sich für die Low Carb Diät oder die Low Carb Ernährung entscheiden, denken nicht daran oder wissen es nicht, dass Eiweiße im Körper zu Säuren verstoffwechselt werden. Unser Körper hat die einzigartige Gabe, gewisse Mengen an Säuren zu neutralisieren, doch wenn es zu viele sind, ist auch er überfordert. Der Säure-Basen-Haushalt gerät hierbei oft nicht nur aus dem Gleichgewicht, sondern außer Kontrolle.

Damit sich der Säure-Basen-Haushalt wieder normalisiert, steht der Mensch in der Pflicht. Mit einer Entsäuerungskur sind Sie auf dem richtigen Weg, um Säure und Basen wieder in die Balance zu bringen. Die Kur ist nicht schwer! Sie essen weniger Wurst und Fleisch, ersetzen Weißmehlprodukte durch hochwertige Mehle, die einen hohen Vollkornanteil besitzen. Auf Ihren Tisch kommen viel Gemüse und Obst. Wir wissen, Wurst- und Käsebrote schmecken gut und auf das Gläschen Wein am Abend möchte auch niemand verzichten. Doch auf

Dauer muten wir unserem Körper zu viel zu, denn diese Ernährung führt zwangsläufig zu einer Übersäuerung.

Neben dieser Ernährung sollten Sie Sport betreiben oder ins Fitnessstudio gehen. Der Grund dafür ist Ihre Atmung, die bei sportlichen Aktivitäten tiefer ist und Sie mit dem Ausatmen Ihrer Atemluft Säuren wie beispielsweise Kohlendoxid abgeben. Wer richtig trainiert, der schwitzt; wer beim Training nicht schwitzt, trainiert nicht optimal. Schwitzen ist ebenfalls ideal um Säuren aus dem Körper zu bekommen, denn im Schweiß sind Säuren enthalten. Um Problemen mit den Gelenken vorzubeugen, aber auch, wenn Sie bereits von Arthrose betroffen sind, bietet sich Ausdauersport und Muskelaufbautraining an. Beginnen Sie jedoch sanft, überfordern Sie Ihren Körper nicht – jede Überforderung hat eine kontraproduktive Wirkung.

Lebensmittel

Wir können hier nicht alle Lebensmittel auflisten, die den Körper übersäuern oder als basische Lebensmittel gelten. Doch eine kleine Auswahl haben wir Ihnen als Orientierungshilfe zusammengestellt.

Lebensmittel, welche im Körper eine Übersäuerung ausgleichen, sind Salate, insbesondere Feldsalat und Kräuter wie Pfefferminz und Basilikum. Dasselbe gilt für Kartoffel, Blumenkohl und Brokkoli. Wenn Sie gerne Obst essen, dann greifen Sie zu Kirschen, Äpfeln oder Pflaumen, auch diese gehören zu den basischen Lebensmitteln. Daneben haben auch weitere Lebensmittel denselben Effekt. Diese sind: Mandeln, Trockenfrüchte. Beim Gemüse bilden lediglich Rosenkohl, Spargel und Tomaten Säuren.

Dagegen wird der Körper übersäuert, wenn er ständig Fleisch, Wurst, Eier und Meeresfrüchte verarbeiten muss. Auch Lebensmittel und Getränke, die zuckerhaltig sind wie Limonaden, Cornflakes und Süßigkeiten führen auf Dauer zu einer Übersäuerung. Wie bereits erwähnt wird im Körper Eiweiß zu Säuren verstoffwechselt. Deshalb sollten auch Milchprodukte wie Joghurt, Quark, Molke und Kefir sowie alle Käsesorten nicht auf dem täglichen Speiseplan stehen.

Beim Kaffee scheiden sich die Geister: Ein Teil der Naturmediziner stuft Kaffee als Säure bildend ein, ein anderer Teil als neutral. Wir denken, der morgendliche Kaffee schadet nicht, wenn Sie es bei zwei bis drei Tassen pro Tag belassen.

Es gibt in Apotheken und Drogerien Arzneimittel, die den Säure-Basen-Haushalt ins Gleichgewicht bringen sollen. Diese Produkte gibt es in Pulver- und Tablettenform.

Ebenfalls für die Regulierung von Säure und Basen eignen sich basisches Mineralwasser, aber auch Heilwassersorten sowie Kräutertees.

Die Pyramide

Nein, wir reisen mit Ihnen nicht nach Ägypten. Wir verweisen auf die Säure-Basen-Pyramide.

Ganz unten stehen Wasser und Getränke, in der zweiten Etage finden wir Gemüse und Obst. Einen Stock höher haben sich Kartoffeln und Getreide angesiedelt. Direkt darüber stehen Milch und Milchprodukte, darüber Öle und Fette. Den Abschluss bilden Süßes und Zucker. Stellen Sie sich vor, Ihre Pyramide wird durch Farben ergänzt, dann finden Sie den roten Bereich ganz oben bei Zucker und Süßes. Öle und Fette sind im dunkel- und hellorangen Bereich angesiedelt, im gelben Bereich stehen Milch und Milchprodukte. Kartoffeln und Getreide haben sich den hellgrünen Bereich ausgesucht, den grünen Bereich teilen sich Gemüse und Früchte und ganz unten finden wir die Farbe Blau. Wie Sie feststellen, sind die unteren beiden Etagen mit gesunden Lebensmitteln gefüllt, die beiden mittleren Etagen mit Nahrungsmitteln, die Sie, wenn auch nicht zu oft, zu sich nehmen können. Auf die oberste Etage sollten Sie allerdings verzichten, alternativ drastisch reduzieren. Sicher, auf Öle und Fette kann man in der Küche kaum verzichten, doch sollten Sie hochwertige Produkte verwenden wie beispielsweise Oliven- oder Kokosöl und Margarine aus Soja.

Für die Auswertung bedeutet dies, alles, was in den letzten oberen Etagen, also in den Bereichen gelb, hell- und dunkelorange und rot aufgeführt ist, ist für eine Übersäuerung verantwortlich. Die drei unteren Bereiche, also die Farben grün und blau stehen für basische Lebensmittel.

Die Pyramide soll zeigen, welche Lebensmittel gesund und welche nicht ganz so gesund oder ungesund sind, aber auch, welche Nahrungsmittel basisch sind und welche Säure bilden.

Wenn Ihr Körper übersäuert ist, brauchen Sie eine Umstellung Ihrer Ernährung, damit der Säure-Basen-Haushalt Ihres Körpers wieder ins Gleichgewicht kommt. Verstehen Sie uns nicht falsch: Basische Lebensmittel sind in keinem Fall mit Medikamenten gleichzusetzen. Mit basischen Lebensmitteln kann man auch nach dem Verständnis der Schulmedizin nicht heilen. Basische Lebensmittel sind allerdings gesund, unterstützen die Balance des Säure-Basen-Haushalts und können diesen auch wieder ins Gleichgewicht bringen.

5. Was Sie noch wissen sollten

Ernährungsumstellung
Diese ist notwendig, wenn Sie viel Fleisch, Wurst, Käse und Milchprodukte essen. Doch vergessen Sie nicht, der Körper braucht sowohl basische als auch säurehaltige Lebensmittel. Nur so ist die Balance des Säure-Basen-Haushaltes gewährleistet. Also bitte nicht alle säurehaltigen oder Säure bildenden Lebensmittel verbannen, sondern einen gesunden Mittelweg einschlagen.

Grüne Lebensmittel
Grün soll Ihre Lieblingsfarbe werden, wenn Sie sich für eine basische Ernährung entschließen. Grün deshalb, weil grüne Lebensmittel wie Spinat, Sellerie, Grünkohl und anderes grünes Gemüse in der Regel eine basische Wirkung hat. Grüne Lebensmittel unterstützen durch ihren hohen Anteil an Chlorophyll die im Körper stattfindenden Entgiftungsprozesse und sorgen damit für ein Milieu im Körper, das sauerstoffreich ist.

Auch grüne Getränke gehören zur basischen Ernährung. Trinken Sie zweimal täglich Weizengraswasser oder Gerstengraswasser.

Zitronenwasser
Trinken Sie jeden Morgen vor dem Frühstück ein Glas warmes Zitronenwasser.

Empfehlung
Um das Gleichgewicht zwischen Säure und Basen wieder herzustellen und nachhaltig zu erhalten, raten einige Naturmediziner zu einer Ernährung, die zu 75 Prozent aus basischen und zu 25 Prozent aus Säure bildenden Lebensmitteln

besteht. Diese Ernährungsweise hält für den Organismus keine zusätzlichen Aufgaben bereit, die ihn belasten.

Diäten
Bei einer Diät werden dem Körper weniger Nahrungsmittel zugeführt, was zu einer reduzierten Verwertung der Nahrungsmittel führt. Dadurch fährt der Körper seine Funktionen herunter. Kann er seine Energie nicht aus Kohlenhydraten gewinnen, holt er sich die notwenige Energie aus den Fettzellen.

Sobald Sie wieder normal essen, reagiert der Körper darauf, indem er mit dem Aufbau von Fettzellen beginnt, und diese in "Depots" lagert, die nach außen als Fettpölsterchen sichtbar werden. Ein Grund, warum man auch vom Jo-Jo-Effekt spricht. Sie nehmen in der Regel bereits nach kurzer Zeit mehr Gewicht zu, als Sie während Ihrer Diät verloren haben.

Das gleiche Spiel passiert bei einer reduzierten Verwertung der Nahrung. Diese wird meist durch eine Verlangsamung des Zellmetabolismus ausgelöst. In diesem Fall steigt das Angebot von Nährstoffen im Blut an. Der Organismus beginnt dann mit dem Aufbau von Fettzellen. In der Leber werden die Fettzellen zu Fettsäuren umgebaut und in Depots gelagert. Die Fettzellendepots dienen als Zwischenlager; werden die Fettzellen nicht in Energie umgewandelt, ist dies der erste Schritt, der zu Übergewicht führt.

Übersäuerung vermeiden
Eine Übersäuerung wird vermieden, wenn Sie Säure bildende Lebensmittel nicht in großen Mengen verzehren. Am besten ist es, wenn Sie Säure bildende Lebensmittel verringern und gleichzeitig eine Erhöhung der basischen Lebensmittel vornehmen.

Daneben ist Bewegung das A und O einer gesunden Lebenseinstellung. Wer sich regelmäßig an der frischen Luft bewegt, der unterstützt seine Durchblutung und damit auch sein Gewebe, das vom Blut mit ausreichend wichtigen Nähr- und Aufbaustoffen sowie mit Sauerstoff versorgt wird.

Sauer ist nicht gleich sauer

Es kommt nicht darauf an, ob Sie den Apfel oder die Beeren als sauer empfinden. Wichtig ist immer der pH-Wert und welche Wirkung das Obst nach seiner Verdauung hat. Äpfel beispielsweise haben eine Basen bildende Wirkung.

Nichts überstürzen

Auch wenn Sie die Teststreifen aus der Apotheke benutzt haben und feststellen mussten, Ihr Körper ist übersäuert, sollten Sie nichts überstürzen. Sicher haben Sie sich in Ihrer Apotheke ein Produkt gekauft, das die abgelagerten Säuren bindet. Bitte richten Sie sich genau an den Angaben am Merkzettel, den Sie beim Produkt finden. Einen Effekt, der nicht nur günstiger, sondern auch effektiver ist, erreichen Sie mit der Umstellung Ihrer Ernährung, beispielsweise durch eine basische Ernährung, die Sie konsequent durchziehen. Und trinken Sie viel, mindestens ein bis zwei Liter Wasser. Bei Mineralwasser achten Sie darauf, dass dieses viel Kalzium, Kalium und Magnesium enthält, aber nur geringe Mengen an Phosphat, Sulfat, Chlor und Natrium.

Nährwert

Achten Sie bei Ihrer Ernährungsumstellung auf basische Ernährungsweise auf den Nährwert. Damit die basische Ernährung nicht kontraproduktiv ist, sollten Sie Folgendes beachten:

- Nehmen Sie die Kalorien zu sich, die Ihr Körper braucht. Wenn Sie zu wenige Kalorien zu sich nehmen, arbeitet Ihr

Körper auf Sparflamme.

- Essen Sie viel Gemüse und Obst und achten Sie darauf, dass Sie Ihrem Körper alle Nähr- und Aufbaustoffe zuführen, die er für die Erhaltung seiner Funktionen braucht. Wenn Sie dies nicht tun, kommt es zu Mangelerscheinungen und deren Folgen.

6. Kuren

Ist der Säure-Basen-Haushalt erst einmal aus dem Takt geraten, kann die basische Ernährung als Entschlackungskur praktiziert werden. Eine Umstellung der Ernährung für vier Wochen ist in der Lage, die Balance von Säure und Basen wieder herzustellen. Diese Kur, die Sie auf der Website von Zentrum der Gesundheit downloaden können, ist Basen überschüssig und vegan. Sie eignet sich auch als Begleitung für die Darmreinigung, Leberreinigung, Entsäuerung und Entgiftung des Körpers. Außerdem ist sie der ideale Einstieg in eine gesunde Ernährungsweise. Die Ziele dieser Entschlackungskur sind weit gesteckt. Die Kur ist hilfreich für eine Gewichtsabnahme, unterstützt den Abbau von Giftstoffen, Säuren und Schlacken im Körper und entlastet dadurch die körperlichen Organe. Außerdem fördert sie die Selbstheilungskräfte des Körpers und hilft dem Körper bei seiner Regeneration. Nach der Kur haben Sie neue Energie und Frische; Sie fühlen sich, kurz gesagt, pudelwohl.

Wer sich ausschließlich auf die Entsäuerung des Körpers spezialisiert, für den ist die Basenkur perfekt geeignet. Während dieser Kur trinken Sie basischen Tee, der für die Entsäuerung im Innern des Körpers sorgt. Daneben genießen Sie basische Bäder, die über die Haut die Entsäuerung unterstützen. Eine als gut eingestufte Basenkur basiert auf drei Säulen:

- abgelagerte Säuren zu lösen

- alle gelösten Säuren, Schlacken und andere Schadstoffe zu neutralisieren

- Säure über Stuhl, Urin und Haus ausscheiden

Vor, während und nach jeder Basenkur ist täglich der Säure-Basen-Test notwendig. Nutzen Sie hierfür die Teststreifen aus Ihrer Apotheke. Auch der Test nach Sander ist eine wertvolle Hilfe; dieser Test ist allerdings recht teuer. Wir sind der Meinung, dass die üblichen Teststreifen aus der Apotheke ausreichen. Grund dafür ist, dass Sie in der Regel alle zwei Jahre die Vorsorgeuntersuchung bei Ihrem Hausarzt machen. Dieser nimmt Blut ab; dabei bitten Sie ihn, auch die Balance Ihres Säure-Basen-Haushalts zu überprüfen. Diese Maßnahme und die Teststreifen aus der Apotheke sind ausreichend, um Sie über das Verhältnis von Säure und Basen in Ihrem Körper gezielt zu informieren.

Auch Basenfasten ist eine Möglichkeit den Säure-Basen-Haushalt ins Gleichgewicht zu bringen. Bei dieser Kur kommen ausschließlich basische Lebensmittel auf den Tisch. Auf Lebensmittel, die säurehaltig oder Säure bildend sind, wird grundsätzlich verzichtet. Während der Kur trinken Sie zwei bis drei Liter stilles Wasser oder Quellwasser. Auch Kräutertee ist gestattet. Nicht erlaubt sind grüner Tee, Schwarztee, Rooibostee und weißer Tee. Basenfasten ist eine Kur, die nur über einen begrenzten Zeitraum praktiziert wird.

7. Ernährung

Sie haben den Teststreifen für den pH-Wert täglich genutzt. Gemessen haben Sie den pH-Wert Ihres Körpers anhand Ihres Urins und mussten feststellen, Ihr Körper ist übersäuert. Sie haben sich entschieden, den Säure-Basen-Haushalt Ihres Körpers durch basische Ernährung wieder in die Balance zu bringen. Damit haben Sie eine gute Wahl getroffen, denn die basische Ernährung ist auch in der Regel gleichzeitig sehr gesund. Sie müssen nun allerdings Ihre Essgewohnheiten umstellen, damit die von Ihnen gewollte Entsäuerung Ihres Körpers auch Erfolg hat.

Die basische Ernährung hat Grundprinzipien, die Sie unbedingt einhalten müssen.

Diese sind:

- Trinken Sie viel, im Idealfall zwei bis drei Liter alkoholfreie Getränke. Wir schlagen Mineralwasser, Leitungswasser und ungesüßte Säfte, die Sie selbst aus basisch wirkendem Obst gepresst haben.

- Bringen Sie Säure bildende Lebensmittel nur noch selten auf den Tisch. Im Klartext: Reduzieren Sie diese Nahrungsmittel!

- Mit dem Beginn Ihrer Ernährungsumstellung kommen mehr Nahrungsmittel auf den Tisch, die eine basische Wirkung haben.

Sie können natürlich in den ersten sieben Tagen zu Produkten aus der Apotheke greifen wie beispielsweise Basica. Nach diesen sieben Tagen nehmen Sie anstatt der Produkte aus der Apotheke

Bullrich's Vital. Dieses Produkt ist günstiger, erfüllt aber den gleichen Zweck, wie die Arzneimittel aus der Apotheke.

Verwenden Sie für Ihre Mahlzeiten ausschließlich frische Lebensmittel aus biologischem Anbau.

Zucker und Brot werden reduziert, nach Möglichkeit ganz aus dem Speiseplan entfernt.

Füllen Sie den Proteinspeicher Ihres Körpers nicht mit tierischen Produkten wie Fleisch und Wurst auf, sondern greifen Sie zu pflanzlichem Eiweiß, das reichlich in Linsen, Erbsen und Bohnen enthalten ist. Sojaprodukte sind ebenfalls eiweißreich und sind eine ausgezeichnete Alternative zu Milch und Milchprodukten.

Essen mehrmals am Tag Salate aus Gemüse und Obst, die eine basische Wirkung haben.

Verschaffen Sie sich einen Überblick über den Nährwert von jedem Lebensmittel, das Sie verwenden. Sie finden im Internet eine Vielzahl von Nährwerttabellen, die Sie für Ihre Zwecke nutzen können.

Achten Sie darauf, dass Sie sich nicht einseitig ernähren. Bei einer einseitigen Ernährung bekommt Ihr Körper nicht ausreichend die Nähr- und Aufbaustoffe, die er braucht. Ihr Körper braucht Fett, Eiweiß, Spurenelemente, Mineralien und noch viele andere Stoffe. Eine gute Informationsquelle bieten auch hier die Nährwerttabellen.

Nachfolgend haben wir für Sie eine Liste mit den Lebensmitteln erstellt, die basisch und Säure bildend sind. Diese Aufstellung soll für Sie als Orientierung dienen, welche Lebensmittel eine basische Wirkung haben und welche eine Säure bildende Wirkung haben. Allerdings ist die Wirkungsweise bei jedem

Menschen anders, denn kein Mensch gleicht dem anderen. Mit der Zeit finden Sie selbst heraus, welche Lebensmittel Ihren Säure-Basen-Haushalt im gesunden Level halten und welche dies nicht tun.

Denken Sie bitte auch daran, dass Ihr Körper Basen und Säuren gleichermaßen braucht. Auch wenn Sie im Internet viele Faustregeln finden, wir sind der Meinung, dass zu Beginn der basischen Ernährungsweise zwei Drittel der Nahrungsmittel aus dem basischen und ein Drittel aus dem Säure bildenden Bereich sein sollten. Ob Sie damit klarkommen, entscheidet der Teststreifen, den Sie auch während der Umstellung Ihrer Ernährung weiterhin benutzen sollten.

Lebensmittel mit basischer und Säure bildender Wirkung

Fangen wir mit den Lebensmitteln an, die eine ***starke basische Wirkung*** haben. Dazu gehören die meisten Gemüsesorten. In diesen Bereich gehören Kartoffeln, Blumenkohl, Brokkoli, weiße Bohnen, Brechbohnen, grüner Wirsing, frische Erbsen, Spinat, Linsen. Sellerie, Sauerampfer, Fenchel. Feldsalat, Endivie, Kopfsalat, Zwiebel und Löwenzahn.

Auch Wurzelgemüse wie beispielsweise schwarzer Rettich und rote Rüben wirken stark basisch.

Von den vielen Obstsorten, die es auf dem Markt gibt, wirken reife Bananen, Mandarinen, Hagebutten, getrocknete Feigen, Rosinen und Avocado stark basisch.

Und natürlich haben Sojaprodukte eine starke basische Wirkungsweise.

Nachfolgend eine Liste mit den Lebensmitteln, die eine ***schwache und mittlere Wirkung*** haben.

Auch hier finden wir wieder Gemüse, wie Grünkohl, Schnittbohnen, Rotkohl, Porree, Kohlrübe, Meerrettich, Karotten sowie Schnittlauch und Brunnenkresse.

Dieselbe Wirkung haben auch Pilze wie Pfifferlinge, Champignons und Steinpilze.

Auch Rhabarber zeigt eine solche Wirkungsweise.

Beim Obst werden wir ebenfalls fündig. Die oben beschriebene Wirkung haben grüne Bananen, Äpfel, Birnen, Pfirsiche, Mirabellen, Trauben, Datteln und Pflaumen, Ananas sowie Zitrusfrüchte wie Orangen und Zitronen.

Auch Beeren wie Johannisbeeren, Brombeeren und Stachelbeeren sind ebenfalls im mittleren und schwachen Bereich angesiedelt.

Im schwachen bis mittleren Bereich sind Molke, Buttermilch, Kuhmilch, Ziegenmilch und Schafsmilch angesiedelt.

Kommen wir zu den Lebensmitteln, die stark Säure bildend sind.

Dazu zählt in erster Linie Fleisch, wobei alle Sorten Fleisch gemeint sind. Grund dafür ist, dass Fleisch Aminosäuren enthält, die wiederum Stickstoff, Schwefel und Phosphor enthalten. Diese Elemente sind stark Säure bildend. Auch Geflügel und Fisch gehören zu den stark Säure bildenden Lebensmitteln, die stark reduziert oder ganz vermieden werden sollten.

In den stark Säure bildenden Bereich gehören auch Milchprodukte wie Quark und Käse sowie Getreide und Mehle wie beispielsweise Weizengrieß, Graupen und Roggenmehl. Ebenfalls dazu zählen Graubrot, Schwarzbrot und Weißbrot sowie Erdnüsse.

Weniger Säure bilden nachfolgende Lebensmittel, die in dem mittel bis schwach Säure bildenden Bereich zugeordnet werden. Dieser beinhaltet Gemüsesorten wie Rosenkohl, Artischocken und Erbsen. Auch H-Milch und Sahne sowie Butter und Margarine (Ausnahme Sojamargarine) gehören in diesen Bereich.

Säure in geringerer Menge bilden weiter Weizenmehl, Reis, Reisstärke, Buchweizen, Haferflocken, Nudeln und Grünkern sowie verschiedene Brotsorten wie Vollwertbrot, Schrotbrot, Kommissbrot, Vollkornknäckebrot und Vollkornbrot, aber auch Zwieback.

Viele Nüsse wie Mandeln, Paranüsse, Walnüsse und Haselnüsse bilden nur wenige Säuren.

Man glaubt es kaum, es gibt auch Lebensmittel, die als neutral eingestuft werden. Dazu gehören Gurken und Tomaten sowie Weintrauben und Melonen.

Auf eines weisen wir Sie jedoch hin: Wenn Ihr pH-Wert sehr niedrig ist und Sie unter einer akuten Azidose leiden, ist eine Ernährungsumstellung zwar sinnvoll, aber nur begleitend zu medizinischen Maßnahmen. Sie sollten in diesem Fall sofort Ihren Arzt aufsuchen, damit schnell gehandelt werden kann. Im Gegensatz dazu lässt sich eine chronische Azidose von einer basischen Ernährung positiv beeinflussen.

Basische Ernährung

Mit der basischen Ernährung erreichen Sie, wenn Sie diese konsequent durchführen, die Wiederherstellung des Gleichgewichts des Säure- und Basenhaushalts in Ihrem Körper. Ist diese Balance wieder hergestellt, fühlen sich die schädlichen Mikroorganismen bei Ihnen nicht mehr wohl; sie gehen zugrunde. Ausgesprochen wohlfühlen sich hingegen die

Mikroorganismen, die Ihr Körper braucht, um Sie gesund zu erhalten.

Sobald Sie Ihre Ernährung auf basische Ernährung umstellen, haben Sie die Chance, Ihren Säure-Basen-Haushalt wieder ins Gleichgewicht zu bringen. Sie entsäuern Ihren Körper durch die basische Ernährung. Ihr Körper kann wieder die überschüssigen Säuren ausleiten. Doch nicht nur die vielen Säuren, sondern auch die Schlacken, welche die Säuren verursacht haben. Daneben versorgen Sie gleichzeitig Ihren Körper mit den notwendigen Nähr- und Aufbaustoffen, mit essenziellen Mineralien, Vitaminen und Spurenelementen.

Aufgrund der basischen Ernährung funktioniert Ihr Körper einwandfrei. Dies bedeutet, für eine Fettablagerung hat Ihr Körper keinen Grund mehr. Der Effekt ist schon bald sichtbar: Sie verlieren Körpergewicht, indem das Fett wie Butter schmilzt und bei seinem Abgang auch die eingelagerten Säuren und deren Abfallprodukte aus dem Körper entfernt.

Sie merken schon sehr bald, wie Sie sich positiv verändern. Sie schlafen gut, sind morgens wach. Verschwunden sind die Nächte, in denen Sie immer wieder wach wurden und damit auch die Müdigkeit am Tag. Sie fühlen sich fit und aktiv. Auch wirkt die basische Ernährungsweise wie eine Anti-Aging-Kur: Sie sehen jünger und ausgeruhter aus, Sie sind einfach schön.

Daneben hat diese Ernährung auch einen gesundheitlichen Effekt: Sie beugen vielen chronischen Krankheiten und Zivilisationserkrankungen, aber auch Alterserscheinungen vor.

Wir haben Ihnen jetzt so viel über Ihren Säuren-Basen-Haushalt, einer Übersäuerung und den daraus resultierenden Folgen erzählt. Nun ist es an der Zeit, in die basische Ernährungsweise näher zu bringen.

Welche Lebensmittel basisch und welche säurehaltig sind, finden Sie unter unserer Rubrik "Lebensmittel". Wir gehen hier auf die Grundsätze der basischen Ernährung ein, und über die Dinge, was Sie beachten müssen. Im Internet stehen Ihnen auf einschlägigen Websites Säure-Basen-Tabellen zur Verfügung, die Ihnen bei der Erstellung Ihres individuellen Speiseplans helfen.

Auf der Website von Zentrum der Gesundheit finden Sie eine basische Ernährung, die nicht nur basisch, sondern auch gesund ist. Gesunde Ernährung muss nicht zwangsläufig auch eine basische Ernährungsweise sein. Warum das so ist, liegt an der Analyse der Lebensmittel, welche Wissenschaftler aufgrund ihrer Methoden machen. Oft werden Lebensmittel erst verbrannt und aus deren Asche wird der Wert festgestellt. Allerdings entspricht dieser Prozess nicht vollständig dem Verdauungsprozess des menschlichen Körpers. Damit ein Lebensmittel als basisch eingestuft werden kann, muss diese Wirkung auf acht Ebenen festgestellt werden. Bei einigen "basischen Speiseplänen" wurden die Lebensmittel jedoch nur auf zwei Stufen untersucht und als basisch eingestuft. Das ist entschieden zu wenig!

Die acht Ebenen der basischen Lebensmittel

1. Die Lebensmittel, die reich an Basen sind, haben gleichzeitig eine große Menge an Spurenelementen und Mineralien, die basisch wirken. Dazu gehören Kalzium, Eisen, Kalium und Magnesium.

2. Diese Lebensmittel beinhalten nur wenige Aminosäuren, die Säure bilden. Zu diesen Aminosäuren gehören Cystein und Methionin. Enthalten sind Säure bildende Aminosäuren hauptsächlich in Fleisch, Eiern und Fisch, Soja, einigen Paranüssen und Sesam. Baut der Körper

diese Säuren ab, bildet sich Schwefelsäure.

3. In basischen Lebensmitteln sind beispielsweise
    Bitterstoffe enthalten. Diese aktivieren die Organismen
    zur Bildung von körpereigenen Basen.

4. Im Körper werden auch basische Lebensmittel
    verstoffwechselt. Allerdings hinterlassen diese keinen
    Abfall in Form von sauren Schlacken.

5. Lebensmittel, die eine basische Wirkung haben,
    enthalten die Elemente, welche zur Stärkung der
    Entgiftungsorgane und zur Vitalität des Körpers
    beitragen. Dazu gehören unter anderem Vitamine,
    Antioxidantien, Chlorophyll und sekundäre
    Pflanzenstoffe. Diese Stoffe entlasten die
    Ausleitungsorgane und unterstützen das Immunsystem.
    Damit ist der Körper in der Lage, aus eigener Kraft die
    überschüssigen Säuren, aber auch die Schlacken und
    Gifte zu neutralisieren und auszuleiten. Eine
    Übersäuerung des Körpers wird verhindert. Ist bereits
    eine Übersäuerung vorhanden, wird diese vermindert.

6. Die Menschen trinken zu wenig! Dabei geht es nicht um
    Alkohol, Limonaden oder andere süße Getränke, sondern
    um Wasser und ungesüßte Tees. Flüssigkeit hilft dem
    Körper, die Schadstoffe auszuleiten. Die basische
    Ernährung unterstützt dies. Das liegt auch daran, dass
    hochwertige basische Nahrungsmittel über einen hohen
    Anteil an Wasser verfügen. Über die Nieren können so
    Schlacken und Säuren besser, leichter und vollständiger
    ausgeschieden werden.

7. Wie bereits bei Punkt 5 erwähnt, verfügen basische
    Lebensmittel über Antioxidantien. Diese wirken
    entzündungshemmend. Auch beinhalten basische

Nahrungsmittel gesunde Fettsäuren und hohe Dosen an Vitalstoffen.

Latente Entzündungsprozesse, die im Verlauf chronisch werden, sind oft der Beginn von schwereren Erkrankungen, die unter dem Begriff Zivilisationskrankheiten geführt werden. Dazu gehören beispielsweise Diabetes, Autoimmunerkrankungen, Arteriosklerose, Arthrose und Rheuma, um nur einige zu nennen. Diese Krankheiten werden anfangs nicht wahrgenommen; ihr Verlauf bleibt bis zum Ausbruch unbemerkt. Es ist leider so, dass jeder Entzündungsprozess zu einer körpereigenen Säurebildung führt und damit eine bereits vorhandene Übersäuerung verstärkt. Basische Lebensmittel können den Entzündungsprozess hemmen und so eine Übersäuerung verhindern.

8. Der menschliche Darm ist besonders anfällig für Schadstoffe. Denken Sie einmal nach, wie schnell Ihr Darm reagiert, wenn Sie beispielsweise ein Medikament eingenommen haben, das extreme Nebenwirkungen hat. Das liegt an der sich im Darm befindlichen Darmflora, die aus vielen Millionen wichtiger Mikroorganismen besteht. Ist der Darm nicht gesund, verbleiben Schadstoffe länger im Darm und können Schaden anrichten. Mit einer gesunden basischen Ernährung können Sie nicht nur die Gesundheit des Darms fördern, sondern auch die Darmflora stabilisieren. Der Vorteil davon ist, dass der Darm Säuren und deren Abfallprodukte schneller und besser ausscheiden kann. Fakt ist, verläuft der Verdauungsprozess schnell und vollständig, fallen auch weniger Schlacken an, im Idealfall fallen sie gar nicht an.

Die acht Ebenen der Säure bildenden Lebensmittel

Wie die basischen Lebensmittel wirken auch die Säure bildenden Lebensmittel auf acht Ebenen. Bitte beachten Sie, auch wenn Sie manche Nahrungsmittel als sauer empfinden, können diese basisch sein. Entscheidend ist nicht unser Geschmack, sondern der pH-Wert und die Wirkungsweise dieser Nahrungsmittel. Doch kommen wir zu den acht Ebenen der Säure bildenden Lebensmittel.

1. Sauer wirkende Mineralstoffe sind in säurehaltigen Lebensmitteln in großer Menge enthalten. Zu diesen Mineralstoffen und Spurenelementen zählen unter anderem Schwefel, Jod, Chlor, Phosphor und Fluoride.

2. Ebenfalls enthalten sind hohe Dosen an Säure bildenden Aminosäuren wie beispielsweise Methionin und Cystein. Werden Lebensmittel mit diesen Säure bildenden Aminosäuren in großen Mengen verzehrt und vom Körper verstoffwechselt, entsteht Schwefelsäure.

3. In Säure bildenden Nahrungsmitteln sind nur wenige Bitterstoffe enthalten. Auch andere Elemente, die für den Körper wichtig sind, fehlen ganz oder in großen Mengen.

4. In Säure bildenden Lebensmitteln sind die Elemente vorhanden, die schädlich und Säure bildend sind. Bei der Verstoffwechslung durch den Körper entstehen Abfallstoffe, sogenannte Schlacken. Darunter versteht man die Rückstände, die durch die Verstoffwechslung entstanden sind. Zu den Säure bildenden Lebensmitteln zählen unter anderem Koffein, Alkohol und Zucker sowie synthetische Zusatzstoffe, die für die Konservierung

genutzt werden, aber auch Farbstoffe.

5. Der Prozess der Entsäuerung wird durch Säure bildende Lebensmittel verhindert oder gehemmt. Diese Nahrungsmittel beinhalten nur wenig oder gar keine Vitamine, Antioxidantien, Chlorophyll oder sekundäre Pflanzenstoffe. Diese Elemente sind aber für den Körper wichtig, da sie ihn zur selbstständigen Entsäuerung aktivieren.

6. Auch der Wassergehalt ist bei Säure bildenden Nahrungsmitteln sehr niedrig. Wie bereits erwähnt, trinken wir zu wenig Wasser; die Aufnahme von Säure bildenden Lebensmitteln verstärkt diese Unsitte. Der Körper hat damit weniger Kapazität zur Verfügung, um die Säuren und deren Abfälle zu den Nieren zu transportieren, damit sie ausgeschieden werden. Der Effekt ist: Ein großer Teil der Schlacken und Abfälle verbleibt im Körper und fördert eine Übersäuerung.

7. Entzündungen, auch wenn diese noch nicht erkannt wurden, werden durch Säure bildende Lebensmittel gefördert. Dies geschieht aufgrund der hohen Fettsäuren, die als entzündungsfördernd gelten. Im Gegenzug dazu entstehen vermehrt Säuren an den Entzündungsherden.

8. Kommen wir zum Darm. Die Gesundheit des Darms und seiner Darmflora verschlechtert sich durch Säure bildende Nahrungsmittel. Ist der Darm krank, ist er nicht mehr in der Lage, die anfallenden Säuren auszuscheiden. Der Verdauungsprozess verläuft unvollständig. Das Ergebnis ist, es fallen mehr Schlacken an. Der Kreislauf geht jedoch weiter, denn im Darm tummeln sich auch schädliche Bakterien, die einen optimalen Lebensraum in einer geschädigten und damit nicht mehr vollständig funktionierenden Darmflora finden. Diese

Mikroorganismen produzieren in diesem Lebensraum verstärkt Toxine, die dazu beitragen, dass eine Übersäuerung, aber auch eine Verschlackung gefördert wird und entsteht.

Wir haben Sie darüber informiert, dass basische Lebensmittel den Hauptanteil einer basischen Ernährung sind. Säure bildende Lebensmittel sollten nach Möglichkeit gemieden, alternativ jedoch auf ein Minimum reduziert werden. Des Weiteren erhielten Sie Informationen, aus welchem Grund basische Lebensmittel auch basisch wirken und Säure bildende Lebensmittel, in großen Mengen verzehrt, gesundheitsschädlich sind und sauer wirken.

Die basische Ernährung ist kein Ernährungsmodell, das für Sie dauerhaft gelten muss. Es ist vielmehr ein Ernährungsmodell, das Ihnen hilft, den Säure-Basen-Haushalt ins Gleichgewicht zu bringen. Auf der Website von Zentrum der Gesundheit finden Sie ein Kochbuch mit Rezepten für basisches Frühstück, Mittagessen, Eis und Kuchen.

Für die basische Ernährung werden ausschließlich basische Nahrungsmittel verwendet. Diese Ernährungskur eignet sich hervorragend, um Ihren Körper und seinen Säure-Basen-Haushalt wieder auf Vordermann zu bringen. Es ist im Grunde eine Entgiftung des Körpers, eine Entschlackungskur, aber auch eine Darmreinigung, die auch die Ausleitung von Schwermetallen fördert. Sie verlieren dabei Körpergewicht. Und das alles, obwohl Sie nur kurzfristig die basische Ernährungsweise praktizieren. Doch irgendwann, spätestens, wenn Ihr Teststreifen anzeigt, dass der pH-Wert im normalen Bereich ist, ist der Organismus Ihres Körpers gereinigt, entschlackt und entgiftet – kurz gesagt: Er ist sauber!

Wenn Sie sich allerdings an die basische Ernährung gewöhnt haben und diese mögen, dann verwenden Sie etwa drei Viertel oder zwei Drittel basische Lebensmittel und ein Viertel oder ein Drittel Säure bildende Lebensmittel. Bei den Säure bildenden Nahrungsmitteln achten Sie bitte darauf, dass diese auch gesund sind, also auf Bioqualität achten. Weder Süßkram noch extrem zuckerhaltige Lebensmittel, wie beispielsweise Limonaden, haben bei einer basischen Ernährung einen Platz.

Aller Anfang ist schwer, deshalb haben wir nachstehend einige Tipps für Sie, wie Sie ohne Stress mit der basischen Ernährung beginnen können.

- ➢ Sämtliches Gemüse und bunte Salate sind Ihre Grundnahrungsmittel. Das gilt auch für Kartoffel und Maroni.

- ➢ Grüne Smoothies bieten viel Abwechslung beispielsweise für Zwischenmahlzeiten.

- ➢ Ergänzen Sie Gerichte aus Gemüse, Kartoffeln sowie Ihre Salate mit Sprossen.

- ➢ Ersetzen Sie die üblichen Getreideprodukte (Reis, Pasta) durch Buchweizen, Hirse oder Quinoa.

- ➢ Wenn Sie auf Nudeln nicht verzichten wollen oder können, kaufen Sie die Vollkornvariante von glutenfreien Nudeln. Diese Nudeln bestehen aus Hirse, Mais oder Buchweizen, aber auch aus Langkornreis.

- ➢ Bringen Sie weniger Fleisch, Fisch und Wurst auf den Tisch. Köstliche Bratlinge lassen sich aus Samen, beispielsweise Sonnenblumenkernen, Kürbiskernen und Leinsaat sowie aus Nüssen zubereiten.

- Wenn Sie Fleisch, Eier und Fisch kaufen, dann ausschließlich aus biologischem Anbau.

- Meiden Sie zuckerhaltige Snacks und greifen Sie lieber zu Obst, aber nicht in Massen.

- Wenn Sie Lust auf Schokolade haben, dann stellen Sie diese selbst her. Rezepte dafür gibt es im Internet.

- Ersetzen Milchprodukte wie Käse und Joghurt durch Samen und Nüsse. Aus beiden Lebensmitteln können Sie milchähnliche Getränke herstellen, aber auch Käse, Sauercreme und Joghurt. Auch dafür finden Sie Rezepte im Internet, beispielsweise auf der Website von Zentrum der Gesundheit.

- Lassen den Weinessig im Schrank und nutzen Sie Zitronensaft oder Apfelessig naturtrüb für Ihre Dressings.

- Auch Joghurt lässt sich ersetzen, beispielsweise durch Mandelmus.

- Nutzen Sie für Ihre Küche ausschließlich gesunde Öle und Fette. Beispiele für gesunde Öle sind Kokosöl, Olivenöl sowie Biobratöl und Leinöl. Verwenden Sie für den Brotaufstrich nur Biobutter.

- Die Wasserqualität in Deutschland ist in der Regel gut. Sicher, kohlensäurehaltige Getränke schmecken besser, doch während der Zeit Ihrer basischen Ernährung ist hochwertiges stilles Quellwasser die bessere Variante. Auch Leitungswasser, wenn Sie es filtern, eignet sich hervorragend.

- Auf Kaffee sollten Sie weitgehend oder besser ganz verzichten. Ersetzen Sie den morgendlichen Kaffee durch grünen Tee oder Kräutertee.

> ➢ Milchgetränke werden ersetzt durch Mandelmilch oder Kokosmilch.

Die basische Ernährung ist kein Allheilmittel, sondern dient als Unterstützung für den Körper, damit dieser seinen Säure-Basen-Haushalt wieder in die Balance bringen kann. Auch sollte die basische Ernährung nicht auf Dauer praktiziert werden, sondern über einen bestimmten Zeitraum, beispielsweise über vier Wochen.

Denken Sie immer daran, Ihr Körper braucht neben Basen auch Säuren, damit der Körper seine lebenswichtigen Funktionen aufrechterhalten kann. Sorgen Sie deshalb nach der basischen Ernährung für eine ausgewogene, gesunde Ernährung, die zum größten Teil aus basischen Lebensmitteln besteht, aber auch säurehaltige und Säure bindende Nahrungsmittel beinhaltet.

8. Rezepte

Wir haben für einige Rezepte zusammengestellt, die leicht zum Nachkochen sind. Die Rezepte sind einfach und was interessant ist, auch schnell zuzubereiten.

Fangen wir mit dem basischen Frühstück an. Sie können dabei aus verschiedenen Varianten wählen. Mit Sicherheit finden Sie Frühstücksvorschläge, die Ihrem Geschmack entsprechen. **Wichtig ist, dass Sie auf Kaffee, Backwaren, Milchprodukte, Eier, Fisch und Fleisch sowie zuckerhaltige Lebensmittel verzichten.**

Als leichte Frühstücksvariante empfehlen wir frisch gepresste Säfte. Sie haben hierbei die Wahl zwischen reinen Fruchtsäften, beispielsweise aus Äpfeln, Zitrusfrüchten oder Birnen. Als eine andere Möglichkeit für ein basisches Frühstück stehen Ihnen reine Gemüsesäfte, beispielsweise aus Karotten, Sellerie, Petersilie zur Verfügung. Sie können aber auch für die Fruchtsäfte verschiedene Obstsorten miteinander mischen. Das gilt auch für Gemüsesäfte, für die Sie die unterschiedlichsten Gemüsesorten ganz nach Ihrem Geschmack kombinieren können.

Smoothies aus Obst oder Gemüse sind ebenfalls eine gute Frühstücksidee.

Oder wie wäre es mit einem Kokos-Früchte-Shake am frühen Morgen? Den kennen Sie nicht? Dann haben wir das Rezept für Sie.

Kokos-Früchte-Shake

3 EL Kokosmus
2 EL Zitronensaft (frisch gepresst)

2 EL Chiasaat, alternativ: rohe geschälte Hanfsamen
2 EL Gojibeeren
Saft von 1 Orange
1 Banane

Die Chiasaat sollten Sie 2 Stunden einweichen. Danach werden alle Zutaten in den Mixer gegeben und gut vermischt. Der Saft sollte langsam getrunken werden.

Ein deftiges Frühstück, ohne Rührei und Speck ist eine Gemüsesuppe. Für eine **leichte Gemüsesuppe** brauchen Sie:

250 g Gemüse (idealerweise wählen Sie Gemüse der Saison)
½ l Wasser
1 Zwiebel
1 TL Kokosfett
½ Bund Petersilie
Salz
Pfeffer
Muskat
(wenn Sie es deftiger mögen, fügen Sie noch ein wenig Tamari hinzu)

Die Zwiebel schälen, hacken. Kokosfett in einem Topf erhitzen, gehackte Zwiebel zufügen, andünsten. Das Gemüse putzen, waschen, klein schneiden, zu der Zwiebel in den Topf geben, kurz anbraten.

Mit Wasser ablöschen, aufkochen lassen und einige Minuten köcheln lassen. Das Gemüse sollte zwar weich sein, aber noch Biss haben.

Petersilie abbrausen, fein hacken, zum Gemüse geben. Mit Salz, Muskat, Pfeffer und, wenn gewünscht, mit Tamari abschmecken.

Mögen Sie Cracker zur Gemüsesuppe? Dann wird Sie das nachfolgende Rezept interessieren!

Leinsamencracker

4 - 6 getrocknete Tomaten
2 frische Tomaten
2 Tassen Leinsamen (insgesamt 480 ml)
1 rote Paprika
Kräutersalz
Cayennepfeffer, alternativ weißen Pfeffer
getrocknetes Basilikum

Den Leinsamen über Nacht einweichen. Die frischen Tomaten waschen, klein schneiden, zusammen mit den getrockneten Tomaten in den Mixer geben, Paprika putzen, entkernen, klein schneiden, in den Mixer geben, den eingeweichten Leinsamen zufügen und das Ganze gut durchmixen. Mit Salz, Pfeffer und Basilikum abschmecken.

Den Teig auf ein mit Backpapier ausgelegtes Backblech streichen und im Backofen bei niedriger Temperatur trocknen. Wenn Sie einen Balkon, Garten oder eine Terrasse haben, können Sie den Teig in der Sommersonne trocknen lassen. Dies dauert etwa 14 Stunden. Im Backofen geht das wesentlich schneller.

Alternativ zum Mixer eignet sich auch ein Stabmixer für die Zubereitung.

Haben Sie bereits am frühen Morgen einen Bärenhunger, dann haben wir für Sie einige Rezepte, die gut schmecken, basisch und gesund sind.

Rohkost

Mischen Sie sich einen Salat aus grünen Blattsalaten ganz nach
Ihrem Geschmack. Alternativ kombinieren Sie Möhren, Gurken,
Paprika, Chicorée und andere Salate, wie es Ihnen beliebt. Dazu
gibt es eine **Avocadocreme**; das Rezept finden Sie hier:

2 reife Avocados
2 EL frisch gepressten Zitronensaft
etwas Zwiebel, alternativ Schnittlauch oder Bärlauch
Kräutersalz (alternativ Meersalz, Salz des Meeres mit
Algenflocken oder eine Gewürzmischung aus
Brennnesselsamen)

Avocados entkernen, das Fruchtfleisch herauslösen, mit der
Gabel zerdrücken. Fruchtfleisch und restliche Zutaten gut
miteinander vermischen, würzen, das Ganze solange mixen, bis
die Masse eine cremige Substanz aufweist.

Es steht Ihnen frei, ob Sie die Avocadocreme aufpeppen,
beispielsweise mit Knoblauch, Tomaten oder Paprika.

Die Avocadocreme geben Sie auf Ihre Rohkost.

Ebenfalls für ein basisches Frühstück eignet sich Gemüsesuppe
mit Gerste, gedämpftes Gemüse oder, wer es süß mag,
Keimlingsmüsli.

Keimlingsmüsli

100 g verschiedene Beeren, idealerweise wählen Sie Beeren der
Saison
50 g frische Keimlinge - Dinkelkeimlinge, Kamutkeimlinge oder
Sonnenblumenkeimlinge. Achten Sie darauf, dass die Keimlinge
mindestens 24 Stunden, höchstens jedoch drei Tage gekeimt
haben.

1 Banane
1 Orange

Creme

250 ml Wasser
6 entsteinte Datteln
2 EL Leinöl (Bioqualität)
2 EL weißes Mandelmus
¼ TL Vanillepulver (Bioqualität)

Die Beeren, Orange und Banane klein schneiden, mit den Keimlingen vermischen.

Für die Creme kommen alle Zutaten in den Mixer, mixen Sie so lange, bis eine cremige Masse entstanden ist. Die Creme geben Sie über das Müsli.

Brot gehört natürlich zu einem Frühstück dazu, aber kein herkömmliches Brot. Hier gibt es Rezepte für basische Brote. Schauen Sie rein!

Sonnenblumenbrot mit Mandeln

200 g Sonnenblumenkerne
100 g gemahlene Mandeln
1 rote Paprika
2 Tomaten
½ Zwiebel
¼ Knoblauchzehe
2 EL getrockneten Majoran (als Pulver oder gerebelt)
1 Gewürzmischung Brennnesselsamen

Sonnenblumenkerne einen Tag vorher (24 Stunden) einweichen.

Tomaten, Paprika, Knoblauch und Zwiebel in den Mixer geben, solange mixen, bis das Ganze flüssig ist. Die Sonnenblumenkeimlinge in den Mixer geben, kurz durchmixen, bis die Keimlinge zerkleinert sind. Es reicht aus, wenn die Keimlinge grob zerkleinert sind.

Die Gemüsemischung geben Sie in eine Schüssel, fügen die Mandeln hinzu und schmecken die Mischung mit Majoran und der Gewürzmischung Brennnesselsamen ab. Sie können die Masse auch nach Belieben mit Salz, Pfeffer, Paprika und Kräutern abschmecken.

Mischen Sie die Masse nochmals durch, bis diese eine formbare Substanz hat. Ist die Masse noch zu flüssig, so fügen Sie nochmals Mandeln hinzu. Aus dem Teig formen Sie runde, kleine Fladen mit einem Durchmesser von etwa 10 cm und einer Dicke von 1 cm. Wenn Sie ein Dörrgerät besitzen, dann geben Sie die Fladen dort hinein.

Alternativ bietet sich der Backofen an. Die Fladen können etwa 20 Stunden später gegessen werden. Sie sind noch etwas feucht und erinnern nur im weitesten Sinne an ein Brot, eher an Bratlinge.

Lassen Sie die Fladen weitere 10 Stunden ruhen, erhalten Sie Cracker, die an Knäckebrot erinnern.

Wenn Ihnen ein herzhaftes und basenüberschüssiges Kartoffelbrot lieber ist – bitte sehr:

Sie brauchen für das **Kartoffelbrot**

300 g Kartoffeln
100 g gemahlene Haselnüsse, alternativ Mandeln
100 g Hanfnussmehl (Bioqualität)
100 Braunhirsemehl

3 EL Flohsamenschalen in Pulverform
2 EL Flohsamen
2 EL Sonnenblumenkerne
1 EL Fibrex Zuckerrübenfaser
1 EL Natron
½ TL Salz naturbelassen
150 ml Wasser
50 ml Olivenöl
Saft einer ½ Zitrone

Sonnenblumenkerne über Nacht in Wasser einweichen.

Eine Kastenform mit Backpapier auslegen.

Backofen auf 200 Grad vorheizen (Umluft).

Kartoffeln als Pellkartoffeln kochen. Abschütten, auskühlen lassen, bis sie handwarm sind. Kartoffel pellen, mit einer Gabel zerdrücken.

Kartoffeln in eine Schüssel geben, restliche Zutaten (ohne Natron und Zitronensaft) zufügen, mit einem Kochlöffel gut durcharbeiten.

Natron und Zitronensaft zufügen, die Masse nochmals durcharbeiten. Mit kalten Händen das Ganze zu einem glatten Teig verkneten. Achten Sie darauf, dass Sie nicht zu stark kneten, der Teig sollte luftig bleiben.

Den Teig in die Kastenform geben, glatt streichen. Wenn Sie wollen, können Sie Sonnenblumenkerne über den Teig streuen. Dann stellen Sie die Kastenform für 40 Minuten in den Backofen. Ob das Brot gar ist, testen Sie mit einem Holzstäbchen. Bleibt am Stäbchen Teig kleben, dann muss das Brot noch einige Minuten im Ofen bleiben. Erst wenn das

Stäbchen sauber aus dem Brot kommt, ist das Kartoffelbrot fertig.

Alternativ können Sie den Teig auf ein mit Backpapier ausgelegtes Backblech dünn streichen, im Backofen bei 180 Grad 40 Minuten backen. Sie erhalten ein köstliches Knäckebrot.

Und noch ein kleines Highlight für Sie: **Kräuterbutter**

125 g Butter (Bioqualität)
1 Zwiebel
1 Knoblauchzehe
1 Bund gemischte Kräuter
1 EL Zitronensaft
½ TL Kräutersalz

Kräuter abbrausen, hacken, Zwiebel schälen, fein hacken, Knoblauchzehe abziehen, durch die Knoblauchpresse pressen.

In einer Schüssel die Butter mit dem Handrührgerät oder dem Schneebesen cremig rühren. Die restlichen Zutaten zufügen, gründlich vermischen. Fertig ist der gesunde Brotaufstrich.

Mit dem Frühstück sind wir nun fertig; weitere Rezepte finden Sie im Internet.

Nachfolgend beschäftigen wir uns mit Gerichten für ein basisches Mittagessen. Hier sind Ihre Rezepte.

Spinat-Salat mit Pilzen   für 4 Personen

250 g jungen Blattspinat
150 g Steinchampignons
1 kleine Möhre

1 Schalotte
6 EL Sonnenblumenöl
4 EL Apfelessig
1 TL Honig
Salz
Pfeffer
Kresse für die Garnitur

Spinat abbrausen, putzen, in einer Salatschleuder trocken
schleudern. Champignons putzen, in Scheiben schneiden.
Schalotte schälen, hacken, Möhre putzen, raspeln.

Schalotte, Öl, Essig und Honig vermischen, würzen mit Salz und
Pfeffer.

Spinat und Champignons auf vier Teller verteilen, Dressing über
beides gießen, mit Kresse garnieren.

Ananas-Pesto

250 g frische Ananas
½ Zitrone (Bioqualität)
1 EL Apfelessig, naturtrüb
50 ml Olivenöl
½ TL grüne Pfefferkörner
½ TL Salz

Ananas schälen, stückeln, Zitrone mit der Schale stückeln.

Alle Zutaten in einen Mixer geben und pürieren.

Das Pesto passt perfekt für Grillgerichte.

Lasagne mit Tofu   für 4 Personen

8 grüne Lasagne-Blätter

Creme
2 gelbe Paprika
1 grüne Olive
1 Schalotte
1 EL naturbelassenes Salz
1 TL Kokosfett
1 EL Kichererbsenmehl (geröstet)
1 EL frische Thymianblätter
½ TL Chilisamen
100 ml hefefreie Gemüsebrühe (wenn gewünscht und nach
Bedarf)

Rettich-Tofu-Creme
1 weißer Rettich (etwa 300 g)
250 g Tofu
1 EL Erdmandelmehl
1 TL naturbelassenes Salz
100 ml natives Olivenöl
½ Bund Petersilie

Dekoration
2 Fleischtomaten
100 g junger Spinat

Paprikaschoten putzen, würfeln, Schalotte schälen, würfeln,
Olive entsteinen.

Rettich schälen, würfeln, Petersilie abbrausen, grob hacken,
Tofu würfeln.

Fleischtomaten waschen, in dünne Scheiben schneiden, Spinat
waschen.

Einen Topf mit Salzwasser zum Kochen bringen, die Lasagne-Blätter hineingeben, kochen, bis sie al dente sind. Dann das Wasser abgießen, die Blätter in kaltes Wasser legen. Das verhindert, dass die Blätter zusammenkleben.

Für die Creme Kokosfett in einen Topf geben, erhitzen. Paprika, Olive, Schalotte, Thymianblätter (einige für die Dekoration beiseitelegen), Salz und Chilisamen zum Kokosfett geben, Deckel auf den Topf geben und das Ganze 5 Minuten dünsten. Etwas Gemüsebrühe zufügen, wenn dies nötig ist.

Das Ganze in einen Mixer geben, Kichererbsenmehl zufügen und pürieren. Das Püree in ein Schälchen füllen, beiseitestellen.

Für die Rettichcreme Rettich, Erdmandelmehl, Tofu, Petersilie, Salz und Olivenöl in einen Mixer geben, pürieren, danach in ein Schälchen füllen.

Vier Teller bereitstellen, auf jeden Teller quer in der Mitte 2 Lasagne-Blätter legen. Auf dem ersten Lasagne-Blatt wird die Paprikacreme verteilt, danach kommen Spinatblättchen, Tomaten, darauf kommt das zweite Lasagne-Blatt, auf das die Rettichcreme verteilt wird. Darauf kommt das dritte Lasagne-Blatt, das wiederum mit der Paprikacreme bestrichen wird, darauf das vierte Lasagne-Blatt. Auf dem letzten Lasagne-Blatt kommt ein Klecks Rettichcreme, frischer Thymian und die Oliven.

Spätzle aus Buchweizen mit Pesto und Pilzen
als Beilage für 4 Personen

100 g Buchweizenmehl
50 g Sojamehl
35 g Maismehl

15 g Kartoffelmehl
1 TL Steinsalz (naturbelassen)
1 TL Kurkuma
2 EL Chia-Gel
300 ml Wasser
Salz
Sonnenblumenöl

Für das Chiag-Gel geben Sie 1 EL Chiasamen in die dreifache Menge Wasser, lassen Sie die Samen eine Stunde aufquellen. Für die Spätzle brauchen Sie 2 EL der Masse, den Rest können Sie im Kühlschrank aufbewahren.

Alle Zutaten außer Wasser und Sonnenblumenöl in eine Schüssel geben und mit dem Knethaken durchkneten, bis ein glatter Teig entstanden ist.

Das Wasser mit Salz und Olivenöl in einen Topf geben, zum Kochen bringen.

Den Teig in eine Spätzlepresse geben, direkt über dem kochenden Wasser durchpressen. Sie können auch die Spätzle von Hand schaben, dazu brauchen Sie ein Brett und einen Schaber.

Die Spätzle sind fertig, wenn sie oben schwimmen. Mit einem Schaumlöffel nehmen Sie die Spätzle aus dem Wasser, geben diese in ein Sieb und lassen sie abtropfen. Wenn Sie alle Spätzle im Sieb haben, dann brausen sie diese mit kaltem Wasser kurz ab und lassen sie abtropfen.

Kräuterpesto (passt zu den Spätzle)
100 g kalt gepresstes Olivenöl
1 Zwiebel
6 Salbeiblätter
1 Bund Basilikum

2 Bund Petersilie
4 Stängel Majoran
3 EL Kürbiskerne
½ TL Salz (naturbelassen)
2 EL Rapsöl

Pilze
200 g Steinpilze
1 Zweig Rosmarin
2 EL Rapsöl
1 TL Salz (naturbelassen)

Wir haben uns für naturbelassenes Steinsalz entschieden.

Basilikum putzen, die Blättchen abzupfen, in einen Mixer geben. Olivenöl und Salz zufügen, das Ganze pürieren.

Zwiebel schälen, in Würfel schneiden. Eine beschichtete Pfanne erhitzen, Zwiebel und Kürbiskerne zufügen, etwa 6 Minuten dünsten.

Salbei putzen, in Streifen schneiden, die Blättchen vom Majoranstängel abzupfen, abbrausen.

Spätzle, Salbei und Majoran zu den Zwiebeln in die Pfanne geben, wenden, für etwa 10 Minuten weiter dünsten lassen. Mit Salz würzen.

Steinpilze bürsten, waschen, in Scheiben schneiden. Öl in eine Pfanne geben, Steinpilze, Rosmarin, Salz zufügen, 10 Minuten dünsten, öfters vorsichtig wenden.

Die Pfanne mit den Spätzle vom Herd nehmen, Pesto und Petersilie unterheben, die Spätzle auf Teller anrichten, Steinpilze zugegen.

Spieße mit Linsenbällchen und Gemüse

für 4-6 Personen

100 g rote Linsen
25 g Mungobohnen
8 getrocknete Tomaten
3 Zweige frischer Thymian
5 - 6 EL Leinmehl
1 EL eingelegte Kapern
2 EL Flohsamenschalen
1 ½ TL feines Himalajasalz
20 ml Olivenöl
1 Prise Natron
1 TL Galgantwurzelpulver
250 ml Wasser

Gemüse

2 rote Paprika
1 rote Zwiebel
1 gelber Zucchini
1 Limette (Bioqualität)
1 TL Gewürz-Blüten-Mischung
1 TL Rosmarin (getrocknet)
1 EL ungeschälten Sesam
½ Tasse Olivenöl

Die Mungobohnen über Nacht einweichen, die getrockneten Tomaten für etwa 10 Minuten in Essigwasser legen. Sollten die Tomaten sehr hart sein, dann kochen Sie das Essigwasser mit den Tomaten für einige Minuten bei leichter Hitze. Dann das Essigwasser abgießen.

Einen Topf Wasser und einer Prise Natron mit den Mungobohnen zum Kochen bringen, dann die Hitze reduzieren und die Bohnen 15 Minuten köcheln lassen. Linsen zufügen und weitere 10 Minuten köcheln lassen. Linsen und Bohnen sollten weich sein. Überschüssiges Wasser abgießen.

Bohnen und Linsen in einen Mixer geben, pürieren, in eine Schüssel geben, Leinmehl und Flohsamenschalen zufügen, das Ganze zu einem glatten Teig verarbeiten.

Die Blätter von den Thymianzweigen abzupfen, zum Teig geben, nochmals durcharbeiten, dann für 30 Minuten kaltstellen.

Spieße
Paprika putzen, in große Würfel schneiden, Zucchini waschen, in dicke Scheiben schneiden, Limette waschen, in dickere Scheiben schneiden. Zwiebel schälen, den oberen und unteren Teil abschneiden, dann schichtweise schneiden.

Der Linsenteig wird mit den Händen in kleine Bällchen geformt.

Linsenbällchen und Gemüse kommen abwechselnd auf Holzstäbchen.

Die Gewürz-Blüten-Mischung mit Sesam und Olivenöl vermischen, auf die Spieße streichen. Die Spieße auf den Grill legen und 15 Minuten garen lassen.

Wer keinen Grill hat, der kann auch eine Grillpfanne benutzen.

Quiche mit Spinat und Linsen

Teig
250 g Dinkelvollkornmehl
1 TL Salz (wir empfehlen Kristallsalz)
6 EL Kokosöl
2 EL kaltes Wasser

Belag

200 g rote Linsen
450 g tiefgekühlter Blattspinat
1 Zwiebel
2 Knoblauchzehen
150 ml Sojasahne
2 EL Kokosöl
400 ml Wasser
1 TL Instant-Gemüsebrühe
½ TL Curry
etwa eine Messerspitze Cayennepfeffer
etwas Muskat
Salz
schwarzer Pfeffer
Sojasoße

Blattspinat im Kühlschrank über Nacht auftauen lassen.

Backofen vorheizen auf 200 Grad.

Alle Zutaten für den Teig miteinander vermischen, im Kühlschrank 30 Minuten kaltstellen.

Eine Quicheform einfetten, mit dem Teig auslegen, am Rand den Teig hochziehen.

Linsen in ein Sieb geben, gründlich waschen.

Das Wasser in einen Topf geben, zum Kochen bringen, die Linsen zufügen und 10 Minuten garen. Eventuell entstehenden Schaum mit dem Schaumlöffel abschöpfen. Gemüsebrühe zufügen, den Topf beiseitestellen.

Knoblauch schälen, hacken; Zwiebel schälen, in feine Würfel schneiden. In einem Topf das Kokosöl geben, erhitzen, Knoblauch und Zwiebel zufügen, anschwitzen. Den Spinat zufügen, mit Sahne ablöschen und immer wieder umrühren. Mit Cayennepfeffer, Salz, Muskat und Sojasoße würzen.

Die Linsen unter die Spinatmischung geben, abschmecken.

Die Linsen-Spinat-Mischung auf den Teig in der Quicheform verteilen, die Form in den Backofen stellen und 30 Minuten backen lassen.

Basisches Chili　　　　　　　für 6 Personen

200 g Tofu
500 g Pilze
1 große Dose geschälte Tomaten
1 große Dose Kidneybohnen
1 grüne Peperoni
1 grüne Paprika
1 große Zwiebel
2 Knoblauchzehen
3 EL Sojagranulat
200 ml Gemüsebrühe
Kokosöl
Kristallsalz
Chilipulver

Die Gemüsebrühe erhitzen, Sojagranulat in eine Schüssel geben, die heiße Gemüsebrühe drüber gießen, die Schüssel beiseitestellen.

Zwiebel schälen, würfeln; Pilze putzen, in Scheiben schneiden, Tofu mithilfe einer Gabel zerbröseln. Die Dose Kidneybohnen öffnen, die Bohnen in ein Sieb geben und unter fließendem Wasser so lange durchspülen, bis sich kein Schaum mehr bildet. Die Dose Tomaten öffnen.

Paprika, waschen, entkernen, würfeln.

Peperoni waschen, in Ringe schneiden.

In einem breiten Topf Kokosöl erhitzen. Zwiebel zufügen, glasig
dünsten lassen, Knoblauch und Pilze zufügen, 5 Minuten
dünsten lassen, ab und zu umrühren.

Paprika, Tofu und Peperoni zu der Zwiebel-Pilz-Mischung
geben, mit Chili und Salz würzen, einige Minuten braten lassen.

Mit der Gemüsebrühe ablöschen, Bohnen und Tomaten
zufügen, mit Salz und Chili abschmecken. Das Ganze im offenen
Topf weitere 15 Minuten köcheln lassen.

Reisauflauf mit Kokos   für 4 Personen

300 g grüne Bohnen
200 g Tofu
200 g Vollkornreis
150 g Bleichsellerie
3 Möhren
2 kleine Zwiebeln
1 Zucchini
1 rote Paprika
½ l (500 ml) Kokosmilch
2 EL Kokosöl
2 EL Sojasoße
1 TL Kreuzkümmel
2 TL Curry (Pulver)
Cayennepfeffer
Salz
Pfeffer
400 ml Wasser

Kokosöl zum Einfetten der Quicheform

Backofen vorheizen auf 200 Grad.

Quicheform mit Kokosöl einfetten.

Bohnen putzen, in kleinere Stücke schneiden.

Paprika waschen, entkernen, in Würfel (etwa 2 cm groß)
schneiden.

Zucchini waschen, ebenfalls in Würfel (etwa 2 cm groß)
schneiden.

Möhren putzen, in Scheiben schneiden.

Bleichsellerie waschen, in Ringe schneiden.

Zwiebeln enthäuten, fein hacken.

Das Wasser in einen Topf geben, zum Kochen bringen.
Vollkornreis waschen, ins Wasser geben, bei niedriger
Temperatur 35 Minuten köcheln lassen.

Einen weiteren Topf mit etwas Wasser erhitzen, das vorbereitete
Gemüse in den Topf geben, bissfest dünsten (dauert etwa 10
Minuten).

Tofu würfeln, mit Chili, Curry und Kreuzkümmel würzen,
beiseitestellen.

Kokosöl in einer Pfanne erhitzen, Zwiebeln zufügen, glasig
dünsten. Tofu zugeben, kurz anbraten, mit Sojasoße ablöschen.

Das bissfest gedünstete Gemüse zum Tofu geben, abschmecken
mit Salz und Pfeffer, weiter dünsten lassen, dabei ständig
umrühren.

Den Reis in ein Sieb geben, abtropfen lassen, zum Gemüse geben. Das Ganze gut durchmischen, zum Gemüse geben, abschmecken.

Die Gemüse-Reis-Mischung mit der Tofumischung in die Quicheform geben, mit Kokosmilch auffüllen, die Form in den Backofen stellen, 35 Minuten garen lassen.

Gemüse-Quiche

600 g Mehl
200 g gemahlene Mandeln
500 g Butter
4 Eier
¼ TL Salz
Butter
Mehl

1,6 kg Möhren
1,6 kg Brokkoliröschen
1,2 kg Ziegenfrischkäse
300 g Ziegenhartkäse
12 Lauchzwiebeln
12 Eier
12 EL Kräuter
Salz
Pfeffer
Muskat
4 EL Rapsöl
600 ml ungesüßte Mandelmilch

Backofen auf 180 Grad vorheizen (Umluft).

Quicheform einfetten.

Butter in kleine Stücke schneiden, Butterstücke, Mehl, Mandeln,
Eier und Salz in eine Schüssel geben, 2 EL kaltes Wasser
zufügen, alles schnell zu einem glatten Teig verarbeiten, diesen
in Frischhaltefolie wickeln, 30 Minuten kaltstellen.

Möhren schälen, in Scheiben schneiden, Lauchzwiebeln
waschen, Wurzeln abschneiden, vierteln. Das Grün der
Lauchzwiebeln putzen, welke Blätter entfernen, in Streifen
schneiden.

In einer Pfanne Öl erhitzen, Lauchzwiebeln zufügen, anbraten.

Möhren zugeben, 4 Minuten braten, mit etwas Wasser
ablöschen, 7 Minuten dünsten. Die Möhren sollen bissfest sein,
das Wasser sollte verdampft sein.

Brokkoli waschen, Röschen abschneiden. In einem Topf Wasser
und Salz erhitzen, Brokkoliröschen zufügen, 3 Minuten garen,
bis die Röschen bissfest sind. Dann in ein Sieb geben, mit
kaltem Wasser abschrecken, abtropfen lassen.

Auf einer bemehlten Fläche den Teig ausrollen, die Form damit
ausfüllen. Das Gemüse auf den Teig verteilen.

Ziegenhartkäse reiben, Kräuter abbrausen, hacken, beides in
eine Schüssel geben, Ziegenfrischkäse, Milch, Eier zufügen, das
Ganze miteinander gut verquirlen. Mit Salz, geriebener
Muskatnuss und Pfeffer abschmecken, über das Gemüse geben.
Die Form in den Backofen stellen und 45 Minuten backen.

Polentascheiben mit Gemüse für 4 Personen

1 l Gemüsebrühe
350 g Instant-Polenta
500 g Babyspinat

300 g braune Champignons
2 Möhren
1 Zwiebel
2 EL Petersilie
2 EL Olivenöl
2 EL Rapsöl
Salz
Pfeffer
edelsüßer Paprika
Muskat

Backblech mit Backpapier auslegen.

Gemüsebrühe in einem Topf aufkochen lassen, langsam und unter Rühren die Polenta einrieseln lassen, 5 Minuten bei niedriger Hitze garen, vom Herd nehmen, 15 Minuten quellen lassen.

Petersilie abbrausen, hacken, unter die Polenta heben. Die Masse auf das Backblech, etwa 1,5 cm dick streichen, erkalten lassen.

Spinat waschen, verlesen, dabei die harten Stiele entfernen. Möhren putzen, raspeln, Pilze putzen, in Scheiben schneiden, Zwiebel abziehen, würfeln.

Öl in einer Pfanne erhitzen, Zwiebel darin glasig dünsten, das vorbereitete Gemüse zufügen, mischen und 8 Minuten dünsten, bis der Spinat zusammenfällt, die Pilze weich sind. Würzen mit Salz, Pfeffer, Muskat und Paprika.

Die Polenta in rechteckige Stücke schneiden. In einer Pfanne Olivenöl erhitzen, die Polentastücke in die Pfanne geben und von jeder etwa 2 Minuten anbraten.

Polenta mit Gemüse anrichten.

Rosenkohl   für 4 Personen

500 g Rosenkohl
200 g Schafskäse
4 Möhren
2 cm Ingwer
2 Knoblauchzehen
Saft einer ½ Orange
2 EL Olivenöl
2 EL geröstete Kürbiskerne
100 ml Gemüsebrühe
60 g getrocknete Aprikosen
Salz
Pfeffer
Kreuzkümmel

Rosenkohl waschen, putzen, die welken Blätter entfernen, den Stiel kreuzweise einschneiden.

Möhren putzen, schälen, in Scheiben schneiden.

Knoblauch abziehen, Ingwer schälen, beides hacken.

Öl in einer Pfanne erhitzen, Knoblauch und Ingwer zufügen, anschwitzen. Rosenkohl zufügen, kurz mit dem Knoblauch-Ingwer-Gemisch mit braten, mit Brühe und Orangensaft ablöschen. Würzen mit Salz, Pfeffer und Kreuzkümmel, Topf mit einem Deckel versehen, das Gemüse 10 Minuten dünsten.

Die Aprikosen in Streifen schneiden, Schafskäse würfeln, beides mit den Möhren zum Rosenkohl geben. Im offenen Topf 5 Minuten garen.

Kürbiskerne hacken, über das Gemüse streuen, nochmals würzen.

Pilzgemüse mit Tofu   für 4 Personen

1 Stück Weißkohl von etwa 300 g
125 g geräucherter Tofu
8 Blätter Eisbergsalat (Gewicht: etwa 120 g)
6 getrocknete Shiitakepilze (Gewicht: etwa 10 g)
3 Frühlingszwiebeln
2 Schalotten
2 Knoblauchzehen
½ Bund Koriander
1 Stück Ingwer (Gewicht: etwa 30 g)
3 EL Sojasoße
2 EL Hoisinsoße
1 EL Rapsöl
1 TL Speisestärke
½ TL Sesamöl
½ TL brauner Zucker

Einen Topf mit Wasser zum Kochen bringen, vom Herd
nehmen, die Pilze in das heiße Wasser geben, 10 Minuten
einweichen.

Salatblätter waschen, in einer Salatschleuder trocken
schleudern.

Frühlingszwiebeln putzen, in Ringe schneiden.

Knoblauch abziehen, zerdrücken, Ingwer schälen, reiben,
Schalotten abziehen, hacken.

Weißkohl waschen, putzen, Strunk entfernen, in schmale
Streifen schneiden.

Ein Sieb über eine Schüssel legen, Pilze in das Sieb geben, das
Einweichwasser auffangen. Die Stiele von den Pilzen entfernen,
die Pilzhüte hacken.

Koriander abbrausen, trocken schütteln, Stiele und Blätter trennen, beides separat hacken.

Tofu würfeln.

Beide Soße in eine kleine Schüssel geben, 4 EL Einweichwasser zufügen, das Ganze mit Zucker und Sesamöl vermischen.

Speisestärke und Wasser vermischen, in die Soße geben.

Einen Wok erhitzen, Rapsöl in den Wok geben, verteilen. Knoblauch, Ingwer, Korianderstiele, Schalotten in den Wok geben, unter Rühren das Ganze etwa 1 Minute andünsten.

Tofu in den Wok geben, etwa 1 Minute mit dünsten lassen. Bitte dabei immer rühren, damit nichts am Boden vom Wok kleben bleibt.

Kohl und Pilze ebenfalls unter ständigem Rühren in den Wok geben, das Ganze etwa 3 Minuten garen lassen.

Den Soßenmix in den Wok geben, aufkochen lassen, Korianderblättchen zufügen, unterrühren.

Salatblätter auf vier Teller verteilen, die Gemüsemischung auf die Salatblätter geben, mit Frühlingszwiebeln garnieren.

Ohne Süßes geht es nicht
Auch während der Zeit Ihrer basischen Ernährung müssen Sie nicht auf Süßes verzichten, allerdings sind herkömmliche Süßigkeiten während dieser Ernährung kontraproduktiv und sollten daher nicht auf den Tisch kommen. Wir wissen jedoch, Süßes kann das Stimmungsbarometer anheben und in den grünen Bereich bringen. Deshalb haben wir extra für Sie einige Rezepte zusammengestellt, die Ihnen beispielsweise Eis und Kuchen auf basische Art vorstellen. Wir beginnen die gesunde

süße Rezeptliste mit leckeren Obstsalaten, arbeiten uns über
Kuchen zum Eis vor. Seien Sie gespannt!

Fruchtsalat mit Birnen   für 2 Personen

1 Birne (Gewicht: etwa 250 g)
2 getrocknete Aprikosen
2 getrocknete, entsteinte Pflaumen
1 Sternanis
½ Orange
300 g Dickmilch (fettreduziert, 1,5 % Fettgehalt)
½ TL Rosenwasser
1 Messerspitze Zimt (gemahlen)

Aprikosen und Pflaumen in Streifen schneiden, die halbe
Orange auspressen, 50 ml Saft in eine Schale geben.

Eine beschichtete Pfanne erhitzen, Aprikosen, Pflaumen,
Sternanis, Orangensaft, Zimt und Rosenwasser in die Pfanne
geben, 2 Minuten dünsten. So lange dünsten, bis der Saft um die
Hälfte eingekocht ist. Die Masse in der Pfanne abkühlen lassen,
dann den Sternanis aus der Masse entfernen.

Birne waschen, das Kerngehäuse entfernen, vierteln, dann
würfeln.

Birnenwürfel zu der Trockenobstmischung geben, in Schälchen
füllen.

Mit einem Schneebesen wird die Dickmilch so lange gerührt, bis
eine cremige Masse entstanden ist. Diese über das Obst geben.

Obstsalat   für 4 Personen

1 Kopfsalat
400 g kernlose Wassermelone
150 g Himbeeren
½ Salatgurke
eine gute Handvoll Basilikum
300 g Joghurt (Fettgehalt: 3,5 %)
1 EL Zitronensaft
Jodsalz
Pfeffer

Kopfsalat waschen, putzen, in der Salatschleuder trocken schleudern. Dann die Salatblätter durch Zupfen in ein kleineres Format bringen.

Melone schälen, Fruchtfleisch würfeln.

Himbeeren waschen, verlesen, abtropfen lassen.

Basilikum abbrausen, schütteln, die Blätter von den Stielen zupfen. Die Blätter in feine Streifen schneiden.

Gurke schälen, der Länge nach vierteln, in Scheiben schneiden.

Den Joghurt in eine Schüssel geben, Zitronen zufügen, beides vermischen, mit Salz und Pfeffer würzen.

Kopfsalat, Basilikum, Melone und Gurke in eine Schüssel geben, gut durchmischen, in Schälchen geben. Darüber die Himbeeren verteilen.

Den Joghurt über die Masse träufeln.

Fruchtiger Kokoskuchen

2 Tassen helles Dinkelmehl
4 Bananen (bitte nur reife Bananen verwenden)
1 Tasse flüssiges Kokosöl (entweder auf die Heizung stellen oder
kurz in der Mikrowelle verflüssigen)
¹/₃ Tasse Ahornsirup (alternativ Honig)
1 TL Backpulver
1 TL Salz (wir haben Kristallsatz verwendet)

Backofen vorheizen auf 180 Grad.

Backform einfetten und mit etwas Mehl bestreuen.

Bananen schälen, mit der Gabel zerdrücken.

Ahornsirup und Kokosöl in eine Schüssel geben, beides gut
vermischen, zerdrückte Bananen unterheben.

In eine andere Schüssel kommen alle weiteren Zutaten, diese
gut durchmischen, den Ahornsirup-Kokosöl-Mix zufügen, alles
gut miteinander vermischen.

Den Mix in die Backform geben, die Form in den Backofen
stellen und den Kuchen 60 Minuten backen lassen. Probieren
Sie nach etwa 45 Minuten mit einem Holzstäbchen, ob der
Kuchen fertig ist. Fertig ist der Kuchen, wenn das Holzstäbchen
ohne Teigreste aus dem Kuchen kommt.

Himbeereis auf basische Art

250 g gefrorene Himbeeren
4 Datteln
1 Banane

Banane schälen, Datteln entsteinen.

Dann geben Sie Himbeeren, Banane und Datteln in einen Mixer und mixen das Ganze so lange, bis eine cremige Masse entstanden ist. Das Eis ist fertig und bereit zum Servieren.

Ebenfalls köstlich, basisch und so gesund sind grüne Smoothies. Hier einige Rezeptideen, die Sie leicht nachmachen können.

Grüne Smoothie-Rezepte

Das erste Rezept:

1 Karotte
1 Zucchini
2 Tomaten
5 Salatblätter
1 Stangensellerie (vom Stangensellerie machen Sie die Blätter ab, von diesen Blättern nehmen Sie eine gute Handvoll)
Salz
Pfeffer
1 Schuss kalt gepresstes Olivenöl

Karotte putzen, stückeln, Zucchini putzen, ebenfalls stückeln, Gurke und Tomaten auch stückeln. Sellerieblätter und Salatblätter waschen. Alles geben Sie in einen Mixer und mixen das Ganze eine gute Minute durch. Salz, Pfeffer und ein Schuss Olivenöl zufügen, nochmals etwa 15 Sekunden mixen, bis die Masse die von Ihnen gewünschte Konsistenz hat.

Und schon kommt das **zweite Rezept**:

1 Banane

2 Äpfel
4 Kohlrabiblätter
2 gute Hände voll Babyspinat
Das Grüne von einer Karotte
½ l Wasser

Banane schälen, grob stückeln, den Blütenansatz und den Stiel
von den Äpfeln entfernen, alles andere stückeln. Banane und
Apfelstücke in einen Mixer oder Smoothie-Maker geben.
Babyspinat waschen, zum Obst geben. Vom Kohlrabi vier Blätter
entfernen, das Grün der Karotte waschen, grob schneiden;
beides zu der Obst-Spinat-Mischung geben.

Den Behälter mit Wasser auffüllen; alles zusammen sollte etwa
die Hälfte des Behälters ausmachen. Das Ganze erst auf der
niedrigsten Stufe mischen, dann den Mixer auf die höchste Stufe
stellen und die Masse pürieren.

Das dritte Smoothie-Rezept lässt uns unter Palmen träumen.
Träumen Sie mit:

Das dritte Rezept (ausgelegt auf 1 l)

1 Banane
½ Ananas
½ Salatgurke
2 EL rohes Kokosmus (aus dem Glas)
2 Hände voll Feldsalat
¼ l Wasser

Ananas und Banane schälen, grob stückeln, Feldsalat putzen,
verlesen; Salatgurke grob stückeln. Alle Zutaten, ohne Wasser in
einen Mixer oder Smoothie-Maker geben, auf niedrigster Stufe
gut vermischen. Mit Wasser auffüllen (etwa bis zur Hälfte des

Behälters), dann mit dem Mixer auf der höchsten Stufe pürieren, bis die Masse die gewünschte Konsistenz hat.

Süße Träume, auch dafür haben wir ein Rezept (ausgelegt auf 1,5 l):

1 Mango
2 Nektarinen
15 Kirschen
½ Bund Petersilie
¼ Zitrone
½ l Wasser
200 g Feldsalat

Mango entkernen (NICHT SCHÄLEN), Nektarinen entkernen, Kirschen entsteinen, den Stiel entfernen, Zitrone schälen, Petersilie abbrausen, trocken schütteln, Feldsalat waschen, verlesen.

Alle Zutaten in grobe Stücke schneiden, in einen Mixer oder Smoothie-Maker geben und auf der niedrigsten Stufe gut durchmischen. Wasser zugeben (etwa bis zur Hälfte des Behälters), das Ganze auf höchster Stufe im Mixer oder Smoothie-Maker pürieren, bis es die gewünschte Konsistenz aufweist.

Bei unserem fünften Rezept führen wir Sie quer durch den Garten. Das Rezept ist für 1,5 l ausgelegt.

2 Äpfel
1 Banane
Obstbaumblätter, hiervon etwa eine gute Handvoll
½ Kopf Römersalat

1 EL Leinsamen
½ Zitrone
½ l Wasser

Leinsamen einweichen.

Banane, Zitrone schälen, grob stückeln. Obstbaumblätter gut
waschen, in Stücke schneiden. Römersalat waschen, stückeln.
Alle Zutaten bis auf Wasser in den Mixer oder Smoothie-Maker
geben, gut vermischen. Wasser zufügen (etwa bis zur Hälfte des
Behälters), auf höchster Stufe so lange mixen, bis die
gewünschte Konsistenz erreicht ist.

Und zum Schluss noch leckere Säfte, die erfrischen, gesund und
basisch sind.

Saft für Fitness

4 Äpfel
2 Stängel Sellerie
1 Knoblauchzehe
1 EL Kokosöl

Äpfel und Selleriestängel waschen, Knoblauch abziehen. Äpfel,
Selleriestängel, Knoblauch stückeln, in eine Saftpresse geben.

Kokosöl erwärmen, zum Saft hinzufügen und gut durchrühren.

Dieser Saft bringt neue Energie, schmeckt lecker und erfrischt.

Fruchtsaft mit Bananen und Mandeln

3 Bananen
350 ml Apfelbirnensaft

1 EL Mandelmehl
1 EL Kokosmehl
1 TL Vanille

Bananen mit der Schale einfrieren. Gefrorene Bananen mit einem Kerber in etwa 5 Stücke schneiden. Die Bananenschale entfernen.

Bananen mit dem Apfelbirnensaft mit dem Stabmixer pürieren, Mandelmehl und Kokosmehl sowie Vanille zufügen, nochmals kurz durchmixen. Fertig!

Wie Sie sehen, ist die basische Ernährung nicht langweilig, sondern sehr abwechslungsreich. Auf der Basis der basischen Ernährung können Sie Chutneys zaubern, mit köstlichen Suppen und Eintöpfen die Familie überraschen und Smoothies als Zwischenmahlzeit servieren. Im Internet finden Sie auf den einschlägigen Websites noch viel mehr Rezepte für köstliche Gerichte, deren Zubereitung leicht verständlich und in Schritten beschrieben wird. Wir wünschen Ihnen viel Erfolg bei der Zubereitung und guten Appetit.

Zusammenfassung

Mit unserem kleinen Ratgeber wollen wir Ihnen die basische
Ernährung näherbringen. Wir haben in unserem Vorwort kurz
zusammengefasst, warum in der heutigen Zeit viele Menschen
einen unausgeglichenen Säure-Basen-Haushalt haben. Danach
erhielten Sie einen kleinen Einblick in die Geschichte. Wir
haben uns mit der Theorie von Francis de la Boe Sylvius, der im
17. Jahrhundert lebte, befasst. Auch damit, dass sich Howard
Hay und Franz Xaver Mayr dieser Theorie angeschlossen haben.
Von Mayr stammt der Ausspruch, dass die Säure für die Zellen
das Gift schlechthin ist. Weiter haben wir Sie über die Theorie
von dem schwedischen Biochemiker Ragnar Berg informiert
und auch von Bircher-Benner, der diese Theorie aufnahm. Er
stellte fest, dass ein Säureüberschuss zum Tod führen kann.
Dies war sicher zu seiner Zeit der Fall, heute ist die Medizin weit
fortgeschritten, dass es nicht zum sogenannten Säuretod
kommt. Doch viele Mediziner sind auch heute noch der
Auffassung, dass für verschiedene, teils schwere und durchaus
zum Tod führende Krankheiten eine Übersäuerung des Körpers
die Ursache ist.

Im Jahr 1927 wurde das Buch "Kultursiechtum und Säuretod"
von Alfred McCann auch in Deutschland veröffentlicht. McCann
war ein amerikanischer Arzt, der sich mit dem Thema Säure-
Basen-Haushalt im menschlichen Körper befasste. Er nutzte die
Blutwerte von Menschen, die sich hauptsächlich von Fleisch
ernährten und die Werte von Menschen, deren Kost eine
pflanzliche Basis hatte. Auch Dr. McCann kam zu der
Überzeugung, dass die Säure im Körper Schaden anrichtet. Für
ihn waren es die Nieren, die unter dem ungleichen Säure-Basen-
Haushalt leiden mussten. Denn über die Nieren wird ein großer
Teil der Säuren und Schlacken ausgeschieden.

Alle bisher aufgeführten Theorien haben Wissenschaftler weder belegt noch dementiert. Sie halten diese Theorien für nicht haltbar. Sie berufen sich auf die Puffersysteme des Körpers, die in der Regel den Säure-Basen-Haushalt in Balance halten. Auch wenn die Wissenschaft es noch nicht belegt hat, dass ein Ungleichgewicht von Säure und Basen die Ursache für viele Krankheiten ist, spricht jedoch viel dafür, dass dies der Fall ist.

Wir haben Sie über den Säure-Basen-Haushalt informiert und auch darüber, wie die Werte gemessen werden. Ärzte nehmen den Patienten Blut ab und ermitteln anhand des Blutes den Säuregehalt im Körper. Sie haben aber auch die Möglichkeit, den pH-Wert Ihres Säure-Basen-Haushalts selbst zu ermitteln. In Apotheken gibt es Teststreifen, die aufgrund Ihres morgendlichen Urins die Werte bestimmen.

Wichtig ist, dass der Körper in Balance ist. Liegt ein Überschuss an Säure oder Basen vor, geraten der Körper und sein Organismus aus dem Ruder. Es können sich Symptome schnell einstellen, die Reaktion des Körpers durch das Ungleichgewicht kann sich akut zeigen. Die Kehrseite der Medaille ist, dass sich der Prozess der Erkrankung durch Über- oder Untersäuerung schleichend bewegt und die Erkrankung erst festgestellt werden kann, wenn auch die besten Ärzte kein Heilmittel finden und nur die Symptome, nicht aber die Ursache bekämpfen können.

Wir haben Sie weiter über den pH-Wert informiert, wie er gemessen werden kann und für welches Messverfahren welche Werte maßgeblich sind. Auch wenn Sie überall lesen, dass der pH-Wert 7 ein neutraler Wert ist, der Wert zwischen 7.37 und 7.44 für einen ausgeglichenen Säure-Basen-Haushalt steht, und alles, was darunter oder darüber liegt, auf ein Ungleichgewicht schließen lässt.

Wird der pH-Wert im Blut gemessen, hat der Wert zwischen 7.37 und 7.44 seine Richtigkeit. Dies gilt allerdings nur bei

Kindern und Erwachsenen. Bei Neugeborenen liegt der Wert zwischen 7.2 und 7.38. Erfolgt die Messung im Magen, dann liegt hier der normale Wert bei 2.0. Eine Messung aufgrund einer Speichelprobe zeigt Werte zwischen 7.0 und 7.1 an.

Wieder andere Werte erhalten Sie, wenn Sie die Teststreifen der Apotheken benutzen. Dabei werden die pH-Werte vom Urin gemessen und hier liegen die Normalwerte zwischen 4.5 und 8.0. Werte, die unter den Normalwerten liegen, sind kritisch und Sie sollten in diesem Falle umgehend einen Arzt aufsuchen.

Wir haben Sie auch darüber informiert, dass die basische Ernährungsweise keine Ernährung ist, die dauerhaft praktiziert werden soll. Die basische Ernährung ist, leger ausgedrückt, eine Kur, die bewirkt, dass Ihr Säure-Basen-Haushalt wieder ins Gleichgewicht kommt. Diese Kur kann auch medizinische Maßnahmen erfolgreich unterstützen.

In unserem Kapitel "Der Säure-Basen-Haushalt" informieren wir Sie über die Krankheiten, die einer Übersäuerung oder Untersäuerung des Körpers zuzuschreiben sind.

Ist der basische Wert im Körper erhöht, spricht man von Alkalose. Hier gibt es drei verschiedene Formen: alimentäre Alkalose, metabolische Alkalose und respiratorische Alkalose. Die erste Form der Alkalose entsteht meist, wenn der Patient zu viel Basen zu sich genommen hat, sprich, er hat in der Apotheke eine Arznei gekauft und diese nicht nach Vorschrift eingenommen, sondern eigenmächtig die Dosis überhöht. Die zweite Form ist oft ursächlich, wenn der Patient sich häufig erbrechen muss. Doch auch hormonale Einflüsse und Kaliummangel lösen die metabolische Alkalose aus. Ebenso wie große Mengen an Zitrat, Laktat und Bikarbonat. Bei der dritten Form der Alkalose ist zu wenig Kohlensäure im menschlichen Körper. Die Folge kann eine Hyperventilation sein, aber auch eine Lungenerkrankung oder eine Anämie.

Ist im menschlichen Körper zu viel Säure vorhanden, spricht man von Azidose. Auch hier gibt es drei Formen: die alimentäre chronische Azidose, die Metabolische und die respiratorische Azidose. Die erste Form beruht in der Regel auf eine ungesunde Ernährungsweise, welche die Person schon lange praktiziert. Ausgelöst wird die zweite Form, die metabolische Azidose, meist durch Stoffwechselstörungen, die eine Übersäuerung des Körpers zur Folge haben. Auch ein Auslöser für die zweite Form der Azidose kann der außer Kontrolle geratene Blutzucker sein. Bei der dritten Form sind Atmungsstörungen die Ursache, die Folge von einer Lungenerkrankung oder der Erkrankung anderer Organe sind.

Ausführlich haben wir uns mit der Frage beschäftigt, warum die Balance im Körper so wichtig ist. Wir haben den menschlichen Körper mit einem Schweizer Uhrwerk verglichen, bei dem alle Zahnräder exakt ineinander fassen und so die Funktionsfähigkeit der Uhr sicherstellen. Auch im menschlichen Körper laufen zu jedem Zeitpunkt komplizierte chemische Prozesse ab. Ein Beispiel, das wir genannt haben, ist der Stoffwechsel. Der Körper, seine Organe und die im Körper stattfindenden chemischen Prozesse können nur dann optimal funktionieren, wenn der Körper im Gleichgewicht ist. Diese Balance findet im Säure-Basen-Haushalt statt. Bitte sehen Sie Säuren nicht als schlecht und Basen nicht als gut an! Unser Körper braucht Basen ebenso wie Säuren; nur wenn das Gleichgewicht von Basen und Säuren stimmig ist, funktioniert der Körper reibungslos.

Stimmt das Verhältnis zwischen Säure und Basen nicht, kann das Blut wichtige Nähr- und Aufbaustoffe nicht mehr in den notwendigen Mengen zu den Organen, Zellen und dem Gewebe transportieren. Die Folgen sind, die Zellmembranen verändern sich, insbesondere ihre Durchlässigkeit. Auch die Verteilung der Elektrolyten gerät außer Kontrolle. Der Körper fährt auf

Sparflamme, legt aber für Notzeiten Fettdepots an. Wir sehen diese Fettdepots als Fettpölsterchen, die wir gerne weg bekommen würden, doch die Depots sind sehr anhänglich und lassen sich nur schwer entfernen. Auch wenn wir die Fettdepots nicht mögen, haben sie doch eine wichtige Aufgabe: Sie nehmen Säuren, deren Schlacken und Abfallprodukte auf und lagern sie ein. Durch diese Lagermöglichkeit schützt sich der Körper und gleichzeitig seine Organe vor Säuren, Schlacken und Abfallprodukten.

Wenden wir uns ganz kurz den Statistiken zu. In Deutschland, so die Meinung von Naturmedizinern, haben etwa drei Viertel der Menschen einen aus dem Gleichgewicht geratenen Säure-Basen-Haushalt.

Wir haben uns weiterhin mit den Krankheiten befasst, für welche die fehlende Balance zwischen Säure und Basen als Ursache gehandelt wird.

Die Übersäuerung im menschlichen Körper löst Arthrose, Gicht, rheumatische Erkrankungen, Osteoporose, Neurodermitis und verschiedene Entzündungsprozesse aus. Auch chronische Müdigkeit, Parodontose, Schlafstörungen, Kopf- und Muskelschmerzen werden einem übersäuerten Körper zugeschrieben. Viele Herz-Kreislauf-Erkrankungen wie Herzrhythmusstörungen schreiben Mediziner ebenso wie Krebs der fehlenden Balance von Säure und Basen im Körper zu. Es gibt noch viele weitere teilweise schwere und teilweise chronische Erkrankungen, für welche ein aus dem Gleichgewicht geratener Säure-Basen-Haushalt die Ursache ist.

Ebenfalls ausführlich haben wir uns mit dem Ausgleich der Übersäuerung befasst. Wir haben Sie über die basische Ernährung informiert und auch darüber, welche Lebensmittel basisch und welche Nahrungsmittel sauer sind. Für das bessere Verständnis haben wir diese Lebensmittel aufgelistet. Die basischen Lebensmittel können eine Übersäuerung ausgleichen. Fleisch, Fisch, Wurst, einige Gemüsearten und Zucker fördern die Übersäuerung des Körpers.

Was viele Menschen nicht wissen ist, dass der Körper Eiweiß zu Säuren verstoffwechselt. Eiweißhaltige Nahrung fördert demzufolge eine Übersäuerung.

Wissenschaftler wissen auch nicht alles; das kann man beim Kaffee sehen. Während einige Wissenschaftler den Kaffee als sauer deklarieren, sehen andere den Kaffee als neutral an. Wir suchten den goldenen Mittelweg und geben folgende Empfehlung: Während der Zeit, in der Sie die basische Ernährung praktizieren, sollten Sie auf Kaffee verzichten. Bei einer gesunden Ernährung, die zu drei Viertel oder zwei Drittel aus basischen Lebensmitteln und zu einem Viertel oder einem Drittel aus Säure bildenden Nahrungsmitteln besteht, richten ein bis zwei Tassen Kaffee täglich keinen allzu großen Schaden an.

Wir wissen, dass Menschen sich gerne an Listen orientieren, doch auch an Bildern. Gut – abgebildet haben wir die Pyramiden nicht, doch, so nehmen wir an, recht gut beschrieben.

In unserem fünften Kapitel haben wir einige wichtige Punkte für Sie aufgelistet. Punkte, die Sie wissen sollten, wenn Sie sich für die basische Ernährung entscheiden. Ein Punkt beschreibt Diäten, die heute "leider" bei vielen Menschen zum Alltag gehören. Dazu gehört auch die Low Carb Diät, von denen viele Menschen begeistert sind, ohne zu ahnen, dass das Eiweiß im Körper zu Säure verstoffwechselt wird und sie ihren Körper übersäuern.

Im sechsten Kapitel befassten wir uns mit basischen Kuren, die Ihnen helfen, den Säureüberschuss aus Ihrem Körper zu entfernen. Für welche Basenkur Sie sich auch entscheiden, Sie werden schon während der Kur eine Veränderung spüren. Sie werden aktiver sein, schlafen gut und ein erholsamer Schlaf ist die Garantie für einen wunderbaren Tag. Keine Müdigkeit plagt Sie. Sie fühlen sich frisch und pudelwohl.

Auch die basische Ernährung sollten Sie als Kur ansehen, die Sie in der Regel über einen Zeitraum von vier Wochen praktizieren.

Ein großes Kapitel haben wir der Ernährung gewidmet. Wir haben Sie informiert, wie Sie Ihre Ernährung auf basische Ernährung umstellen können, haben Ihnen einige Tipps gegeben, wie Sie dies ohne Stress gestalten können. Als Hilfe erstellten wir eine Aufstellung über die Lebensmittel, die basisch sind, aber auch über die Nahrungsmittel, die Säure enthalten oder Säure bilden. Wir haben die Aufstellung in stark basisch, weniger stark und gering basisch sowie stark Säure bildend, weniger stark und gering, zum besseren Verständnis unterteilt.

Weiter haben wir Sie über die acht Ebenen der basischen sowie der Säure bildenden Lebensmittel informiert.

Weil wir wissen, dass aller Anfang schwer ist, finden Sie im Kapitel Ernährung eine Reihe Ratschläge, worauf Sie achten sollten.

Viele Menschen vertreten die Meinung, basische Ernährung ist langweilig und bringt keine Abwechslung auf den Tisch. Dies ist falsch und das haben wir in unserem achten Kapitel bewiesen. Sie finden in diesem Kapitel köstliche Gerichte aus der basischen Ernährung, vom Frühstück über das Mittagessen bis zu süßen Leckereien. Am Abend können Sie die Rezepte für das Mittagessen kochen oder im Internet auf verschiedenen Seiten neue Rezeptideen suchen. Nutzen Sie dafür die Suchmaschine, geben Sie "basische Rezepte" ein und Sie finden eine ganze

Menge Websites mit Rezepten. Um alle Rezepte auszuprobieren, reicht eine Basenkur gar nicht aus.

Wir haben uns auf die Hauptmahlzeit beschränkt, aber Frühstück dabei nicht vergessen.

Als süße Leckereien bieten wir Ihnen Rezepte für köstliche Obstsalate, für einen fruchtigen Kokoskuchen und für ein erfrischendes Himbeereis an.

Smoothies sind derzeit in, liegen also im Trend. Deshalb finden Sie auch Rezepte für grüne Smoothies, die nicht nur basisch, sondern auch gesund sind. Und zum guten Schluss gibt es Rezepte für erfrischende Getränke, die lecker sind und gleichzeitig fit machen.

Wir wünschen Ihnen viel Spaß beim Lesen und Nachkochen. Und natürlich viel Erfolg bei der basischen Ernährung, die Ihnen auch gleichzeitig hilft, Körpergewicht zu reduzieren.

Quellen:

https://de.wikipedia.org/wiki/Basische_Ern%C3%A4hrung
http://www.basisch.de/
http://www.basisch.de/basische-nahrungsmittel/
http://www.basisch.de/basische-ernaehrung/umfassend/theorie/der-saeure-basen-haushalt/
http://www.basisch.de/encyclopedia/s/stoerungen-des-saeure-basen-haushalts/
https://www.vital.de/gesunde-ernaehrung/wichtige-naehrstoffe/artikel/eine-gute-saeure-basen-balance-haelt-gesund
https://www.zentrum-der-gesundheit.de/basische-ernaehrung-2.html
https://www.zentrum-der-gesundheit.de/basisches-fruehstueck.html
https://eatsmarter.de/ernaehrung/gesund-ernaehren/basische-ernaehrung
https://eatsmarter.de/rezepte/rezeptsammlungen/basisch-fotos#/0
https://www.liebenswert-magazin.de/uebersaeuerung-ausgleichen-mehr-vitalitaet-durch-basische-ernaehrung-1629.html
https://www.eatmovefeel.de/wie-eine-basische-ernaehrung-den-koerper-veraendert/
http://www.basicus.de/basische-ernaehrung/#categoryDescription
http://www.gesund-heilfasten.de/Uebersaeuerung_und_Ernaehrung.html
https://www.netdoktor.de/ernaehrung/entschlackungskur/basenfasten/
https://www.zentrum-der-gesundheit.de/tags/rezepte?_sylius%5Btemplate%5D=SyliusWebBundle%3AFrontend/Product%3AindexByTaxon.html.twig&_sylius%5Bpermission%5D=0&page=2